《是真的吗·常见病认知误区》丛书

名医正解肝病

主编　党双锁

陕西新华出版传媒集团

陕西科学技术出版社

图书在版编目（CIP）数据

名医正解肝病 / 党双锁主编. —西安：陕西科学
技术出版社，2015.7

（是真的吗·常见病认知误区）

ISBN 978 - 7 - 5369 - 6394 - 8

Ⅰ．①名…　Ⅱ．①党…　Ⅲ．①肝疾病—防治

Ⅳ．①R575

中国版本图书馆 CIP 数据核字（2015）第 044803 号

《是真的吗·常见病认知误区》丛书

名医正解肝病

出 版 者	陕西新华出版传媒集团　陕西科学技术出版社	
	西安北大街 131 号　邮编 710003	
	电话(029)87211894　传真(029)87218236	
	http://www.snstp.com	
发 行 者	陕西新华出版传媒集团　陕西科学技术出版社	
	电话(029)87212206　87260001	
印　　刷	陕西思维印务有限公司	
规　　格	787mm×1092mm　1/16	
印　　张	8	
字　　数	100 千字	
版　　次	2015 年 7 月第 1 版	
	2015 年 7 月第 1 次印刷	
书　　号	ISBN 978 - 7 - 5369 - 6394 - 8	
定　　价	25.00 元	

《是真的吗·常见病认知误区》丛书

编 委 会

主 编 简 介

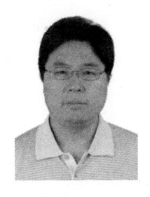

　　党双锁,医学博士,教授,主任医师、研究员、博士生导师;现任西安交通大学第二附属医院感染科(肝病治疗中心)主任;西安交通大学传染病防治中心副主任。兼任:陕西省高级专家协会理事,全国重型肝病、人工肝及血液净化攻关协作组全国委员,西安市传染病学会副主任委员,国家科技奖励评审专家,国家食品药品评审专家,国家自然科学基金一审评审专家,国家卫生与计划生育委员会住院医师规范教材副主编,世界华人消化杂志主编、中国肝病杂志、中华临床医师杂志等 13 种中文期刊编委,Evidence Based Complementary and Alternative Medicine. World Journal of Hepatology, Infection International 等核心期刊编委,陕西省医学会医疗事故技术鉴定专家,西安市医学会医疗事故技术鉴定专家。

　　主持国家自然科学基金 3 项,承担和参与国家、卫生部及省级科学研究基金 21 项。发表学术论文 107 余篇,其中 SCI 收录论文 30 篇。主编专著 3 部。陕西省科学技术一等奖 1 项,三等奖 1 项。

前言 Preface

　　受陕西科学技术出版社之邀请编写这本《名医正解肝病》,起初我们的积极性及主动性真的不高,原因两方面:一是现在很多书店已经有不少关于肝病科普知识的书,恐再写有雷同之处;二是"名医"两字的为难,因为我们只不过作为肝病专科一些普通医生而已,只是多了些在诊断和治疗数以万计肝病患者治疗经验和体会。

　　接受任务数月以来,我们也做了一些市场调研,发现大多数就诊患者不仅对肝病的知识缺乏、而且认知误区很多,其次,再看看市面老百姓手里的书稿不是编写时间过早,有些观念及认识已经发生很多变化,过去的某些观点已经错误,就是过于简单笼统,有些还有点写的过于专业,读起来实用性不强。看来编写一本既具有现今肝病研究领域的最新观点、最新研究成果,又可以让广大的民众读起来简单易懂的肝病科普知识就非常必要了。基于此,我科部分同志在百忙之中抽出时间,积极参与到编写工作中来。本书的作者既有德高望重具有丰富临床诊治经验的老专家,又有初出茅庐的青年医生、博士。大家兴趣极高、倾注了极大的热情和心血,经过大家半年时间的辛勤耕耘,书稿终于完成了。看着手里这本不厚而实用的书稿,突然之间感觉到了这项工作的意义,甚至在某种程度上感受到科普知识的普及远比我们发表一篇科学专业论文来得更有意义,因为书稿里的问题都是老百姓平时经常发问的,部分是老百姓容易误解的甚至糊涂的问题,当然还有一部分问题是我们在出门诊时反复告知患者的注意事项。不少患者朋友看到书稿的部分初稿时觉得对自己比较实用，渴盼书稿的早日出版。因此，我坚信该书也许能部分解答肝病患者的种种疑惑，同时对于患者家属及普通民众了解肝病基本知识也提供了方便之门。

需要特别指出的是，书中标题都是以错误的认知呈现的，其错误的原因及正确的认知在"正解与忠告"中得以诠释。

由于时间、业务水平有限及肝病科学在当下认知水平的局限性，所以，不当之处在所难免。科学的进步日新月异，事物的变化是永恒的，但不变的是我们为大家服务的赤诚之心。期待各位亲爱的读者的反馈、批评指正，以便使内容在再版时更加完善。

党双锁

2014 年 8 月

目 录 Contents

1 肝脏在肚子里

认知误区

经常会遇到肝病患者指着腹部中间说肝区不舒服。

正解与忠告

　　肝脏在体内位于哪个位置呢？99％的人肝脏主体在右上腹，但有极个别人肝脏异位在左侧。正常情况下肝脏主体位于右上腹，小部分在左上腹，大部分被右侧肋骨和肋弓遮盖，仅在上腹部左右肋弓之间有一小部分露于剑突下，肝上界位于第五肋间，肝下界一般不超过肋弓。

　　一般情况下，正常成人在上腹部触摸不到肝脏下缘，如果肝上界的位置正常，在成人右肋缘下触及肝脏，则为病理性肝肿大。小儿正常肝脏下界可略低于肋弓，肝脏病变时则明显低于肋弓。极少部分人肝脏位置下垂，则可于肋缘下触及肝脏下缘，但一般不超过1～2cm。此外，肝脏有一定的活动度，可随体位的改变和呼吸而上下移动，升降可达2～3cm。

　　肝脏是人体最大的实质性腺体器官，略呈楔形，分左右两叶，右叶圆钝而厚，左叶窄而薄，长、宽、厚约为25cm、15cm、5cm，胆囊位于肝脏右后方的胆囊窝内。肝脏一般重约1200～1600g，约占成人体重的1/40～1/50，男性的肝脏比女性的略重，胎儿和新生儿的肝脏相对较大，可达体重的1/20。正常肝脏血液供应十分丰富，约占心输出量的1/4，每分钟进入肝脏的血流量为1000～1200ml，外观呈红褐色，随着年龄增长，肝脏的循环血量逐年下降，男性25岁以后，女性20岁以后肝血流量逐渐减少。肝脏质软而脆，当腹部受到暴力冲击或发生肋骨骨折时，可能导致肝脏损伤破裂，重者可能危及生命。了解了肝脏的位置后，相信大家很容易了解肝区不适是哪个区域的不适了。

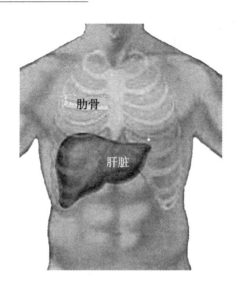

2 肝脏切除后可以生存

认知误区

有人认为脾切除后可以生存,所以肝脏切除后也可以生存。

正解与忠告

这种观点是错误的。肝脏在体内扮演着相当重要的角色,是人体的一个"巨大的加工厂",其功能繁多,具体包括:

(1)代谢功能:参与糖类、蛋白质、脂肪、维生素以及激素等物质的中间代谢及营养物质的储存。例如人"饿过了"之后就不饿了,主要是因为肝脏把储存的肝糖原分解为葡萄糖进入血液循环;而肝硬化的患者出现腹水,主要与肝脏合成白蛋白不足密切相关。

(2)解毒功能:参与药物、毒物的解毒,将其转化为无毒或毒性小的物质;一旦被有害物质包括食物、药物等损伤后就会出现黄疸、肝功能异常等表现。

（3）分泌胆汁：摄入、运载、排泄胆汁酸，促进脂肪酸和脂溶性维生素的消化和吸收；当肝功能受损的时候，胆汁的主要色素胆红素的摄取、结合、分泌及排泄障碍，就会出现黄疸，表现为皮肤黄染、小便黄染，检测肝功胆红素升高；

（4）凝血功能：合成和清除凝血与抗凝血物质，参与凝血与抗凝血平衡的调节，正因为如此，重症肝炎患者凝血因子合成不足，常出现牙龈出血、皮肤黏膜淤斑、消化道出血等；

（5）免疫功能：调节血液-肝细胞之间的物质交换及免疫预防功能，而肝炎患者发病与其免疫功能低下有关；

（6）肝脏还具有强大的储备功能：主要体现在肝细胞具有旺盛的、活跃的再生能力。很多重症肝炎患者，只要肝脏再生能力存在，检测甲胎蛋白升高（影像学除外肝脏占位性病变，常提示肝脏再生），预示预后较好；活体肝移植正是基于肝脏的强大再生能力才得以实施。除此以外，肝脏还参与人体血容量及电解质的调节，胚胎时期肝脏还有造血功能。

③ **肝功能正常就没有肝病**

？ 认知误区

随着生活水平提高，健康体检较为普及，有人认为体检肝功正常就代表没有肝病。

正解与忠告

这种观点是错误的。常规体检的肝功项目主要包括胆红素、转氨酶、白蛋白等指标，反映肝脏的合成代谢功能，肝功能化验正常只能说明暂时没有肝脏的活动性炎症表现，并不能完全反映是否患有肝病。若需要排除肝病，则需要进一步检查肝炎病毒标志物、自身抗体等指标，并完善腹部影像学检查如上腹部 B 超或 CT。事实上，很多乙肝或丙肝患者的肝功能可能是正常的。这些患者是需要定期复查,寻找最佳机会治疗的。因此,只有当肝功能、病原学、腹部影像学均正常的情况下,方可认为没有肝病。再次,提醒乙肝或丙肝患者的直系亲属、配偶,以及有输血史或不洁注射史的高危人群除进行常规体检外,还应注意排查乙肝病毒标志物(即俗称的乙肝两对半或乙肝五项)和丙肝抗体。

4 肝病就是乙肝

认知误区

现在仍然有部分人认为,得了肝病就是患上了乙肝。

正解与忠告

这种观点非常片面的。实际上"肝病"是所有发生在肝脏的疾病的统称。肝脏疾病的范围很大,包括感染性肝病和非感染性肝病。感染性肝病中最常见的一类就是人们较为了解的病毒性肝炎,是具有传染性的,包括甲、乙、丙、丁、戊型病毒性肝炎,其中乙肝是最为常见的一种,其次是丙肝、甲肝、戊肝等;除此以外还有钩端螺旋体病、寄生虫感染(血吸虫病、疟疾和阿米巴病)、肝脓肿、肝脏肉芽肿变、肝胆系结核感染、回归热、肝梅毒、真菌感染、黑热病、华支睾吸虫病、胆道蛔虫病和肝蛔虫症、肝包虫病、胆道梨形鞭毛虫感染等等。除了感染因素外,另外一大类是其他非感染性因素引起的肝脏损伤,如自身免疫性肝病、药物性肝损伤、酒精性肝损伤、工业和环境或者中毒性肝损伤等;遗传和代谢性疾病如营养不良、脂肪肝、糖尿病等;肝血管性疾病,如肝动脉阻塞、肝动脉瘤、肝动-静脉瘘等;肝脏肿瘤,如原发性肝癌、转移性肝癌、其他肝脏肿瘤、肝胆的良性肿瘤等。除此以外,许多全身感染性疾病也可引起肝脏损伤。了解肝病的种类后,应该明白乙肝仅仅是肝病中最常见的一种,而乙肝病原学阴性的也可能患有肝病。

5　不想吃饭，肚子胀都是胃病

认知误区

大多数人认为不想吃饭，肚子胀都是胃病的表现，长期按"消化不良"等胃病治疗。

正解与忠告

不想吃饭，肚子胀除了考虑胃病之外，要特别注意排查肝病，因为肝病患者最为常见的症状就是食欲差、肚子胀、乏力。所以只是单纯的认为得了胃病是不正确的。

如果有乏力、不想吃饭等症状，首先要查肝功，若肝功异常则需进一步排查乙肝、丙肝等。肝脏是人体重要的代谢器官，是消化系统中最大的消化腺，参与多种营养物质代谢。人每天摄入的食物中含有蛋白质、脂肪、碳水化合物、维生素和矿物质等各种营养物质，这些物质在胃肠内初步消化吸收后被送到肝脏，在肝脏里被分解，蛋白质变（分解）为氨基酸，脂肪分解为脂肪酸，淀粉分解为葡萄糖等等，根据身体需要再在肝脏内合成机体需要的蛋白质、脂肪和一些特殊的碳水化合物或能量物质等。因此，肝功能不全时，会导致糖代谢异常，血浆白蛋白和蛋白质产物含量改变，胆汁酸分泌减少，维生素吸收、储存和代谢障碍等，必然引起患者的消化吸收功能障碍，出现食欲差不想吃饭、肚子胀等消化系统表现。

6　中药无副作用，对肝脏不会造成损害

认知误区

很多人认为中药温和，无毒副作用，不会损害肝脏。

正解⑤忠告

这种观点是错误的。中草药一方面能治病,另一方面本身可能就具有一定的毒性,例如服用治疗脱发的药物、减肥药、治疗皮肤病等药物后,部分患者出现明显肝损害。目前已明确具有肝毒性的中药有单味药,如黄药子、雷公藤、何首乌、苍耳子、川楝子、柴胡、番泻叶、五倍子、千里光、土三七等,也有些是组合在一起的中成药,如壮骨关节丸、克银丸、消银片、复方青黛丸、白癜风胶囊、白蚀丸、白复康冲剂、增生平、百消丹、华佗再造丸、大活络丹等等。"是药三分毒",任何药物用之不当就会伤害身体,尤其中药的毒性与其炮制过程有很大关系。

肝脏是人体重要的解毒器官,在机体代谢过程中产生的有毒物质(氨、胺类、酚类等)以及直接来自体外的毒物随血液进入肝脏,在肝脏进行生物转化变成无毒或毒性较低的物质随尿或胆汁排出体外。很多药物都需要在肝脏进行代谢和转化,而肝病患者的肝脏解毒能力减低,较易发生肝损害及药物引起的其他脏器功能损害,加之不当用药加重肝脏负担引起肝脏损伤,在门诊经常有患者服用许多种中药保肝治疗应该是不对的。因此,肝病患者用药需慎重选择。不当用药除可加重肝脏的负担外,还可能引起药物性肝损害,重者甚至发生急性肝功能衰竭。所以,要特别提醒肝病患者,尽量避免未经肝病专科医师同意而擅自服用中药,更不能以广告或什么道听途说的民间秘方用药,这在临床上看到的教训实在太多了。

7 乙肝携带者没事,不用管

认知误区

很多患者认为自己是"乙肝携带者",不需治疗,更不需要进行定期复查。

正解与忠告

首先,患者认为的所谓的"乙肝携带者"是不是真正意义的携带者,这个需要专科医师判断,所以建议患者至正规医院的肝病专科门诊检查咨询,切忌道听途说,以免贻误病情。临床常见一部分自称为"乙肝携带者"的患者发展为肝硬化,有的甚至发生肝癌,这与患者对所谓"携带者"的认知不足有很大关系。目前关于"携带者"的定义包含了乙肝表面抗原携带者和乙肝病毒DNA携带者,其中乙肝表面抗原携带者是指乙肝表面抗原阳性而乙肝病毒定量检测不到,一般较为稳定;而乙肝病毒DNA携带者是指乙肝表面抗原阳性,且乙肝病毒定量高,容易随着机体免疫力的变化发生变化,可能转变成活动性乙肝患者。而且这种乙肝病毒DNA携带者也不一定就是真正的"携带者",因为其中部分人行肝脏穿刺检查可见到肝脏慢性炎症甚至是肝硬化改变。由此,应该慎用"乙肝携带者"这个概念,对于乙肝病毒载量高时更不要轻易下"携带者"的诊断,若条件允许,最好行肝脏穿刺病理检查。

此外,即使是明确为乙肝携带者,也应该遵照医生安排,定期检查。因为乙肝携带者随着患者机体状况的变化、外界因素的影响等会随时发生改变。当然,一般来讲如果医生给你诊断为乙肝携带者时是不需要用药的。

8 打过乙肝疫苗就不会得乙肝

认知误区

很多人认为自己打过乙肝疫苗,就不会得乙肝了。

正解与忠告

一般来讲,注射乙肝疫苗后只要机体产生了保护性抗体,就不会再感染乙肝,这是正确的。但是要注意的是部分人注射乙肝疫苗后可能会产生不了保护性抗体或者虽然产生了保护性抗体但一定时限后(如 3 年至 10 年不等)保护性抗体消失,这样仍然有可能会被乙肝病毒感染而患上乙肝。因此对于某些高危人群如配偶患有乙肝患者、与血液制品密切接触者,或者经常要行透析的患者,建议注射乙肝疫苗并确认产生保护性抗体,同时要注意应每隔两年左右进行复查,若乙肝表面抗体呈阴性,则需重新按疗程进行乙肝疫苗接种,若表面抗体呈弱阳性,则须再注射一针加强,若表面抗体呈阳性,建议行表面抗体滴度检测,根据滴度决定是否加强,未检测者则每 3~5 年加强 1 次。

9 转氨酶代表肝功能

认知误区

转氨酶是肝功能检测中重要的部分,因此在很多人的认识上转氨酶就能代表肝功能。

正解与忠告

转氨酶只是肝功能中重要的部分,而不能代表肝功能全部。

转氨酶的种类很多,其中以谷丙转氨酶(ALT)和谷草转氨酶(AST)最为重要。ALT 在肝脏中活力最大,当肝细胞膜损伤时,ALT 释放到血液内,于是 ALT 就明显地增加。在临床上转氨酶作为肝功能的重要指标。

肝脏是人体的化工厂,其最主要的功能是代谢:蛋白质、脂肪、糖和部分维生素都在肝脏中合成和分解。包括转氨酶在内的很多酶,是生化反应的催化剂,而这些酶的主要成分实际上是蛋白质,当然也在肝脏代谢。

除了上述代谢功能外,肝脏还有解毒功能和免疫功能,各种病原体和毒素进入血流并抵达肝脏后会被肝脏吞噬杀灭。

从以上介绍的内容大家就能明白,如此复杂的肝脏功能是很难通过一个或几个检测指标来判断的,我们最熟悉的转氨酶,是肝脏细胞中的一种成分。正常状态下,转氨酶在血液中的含量维持在恒定水平,多种原因损伤肝细胞后,它们就会被释放到血液,导致转氨酶升高。

10 转氨酶升高就是肝炎,转氨酶正常肝脏就没有问题

❓ 认知误区

转氨酶是肝功能中重要的部分,因此在很多人的认识上认为转氨酶升高就说明肝脏有炎症,转氨酶正常就说明肝脏没有问题。

正解与忠告

转氨酶升高并不都是肝炎,转氨酶正常也不能说肝脏一定没有问题。

转氨酶广泛存在于人体的各个组织细胞,由于整个肝脏内转氨酶活性要远远高出其他组织细胞,肝细胞的损害是导致转氨酶升高的主要因素,因此转氨酶升高对肝脏炎症的判断具有很大意义。

由于转氨酶广泛存在于人体的各个组织细胞,除肝脏外,转氨酶在心肌、骨骼肌、肾脏内含量较多,因此,除肝炎外心肌炎、肾炎,其他系统的严重感染时转氨酶均可不同程度的升高,甚至在剧烈运动后转氨酶也可超出正常水平。

对于肝病来说,转氨酶升高与否、升高程度只能代表肝脏目前炎症的程度,而不能代表整个肝功能。临床上代偿期肝硬化及部分失代偿肝硬化患者常常会有转氨酶正常,而白蛋白低下等肝功能不全的情况。另外,早期脂肪肝患者转氨酶正常,而上腹部

B 超及 CT 已能明确诊断。

从以上介绍的内容大家就能明白,转氨酶升高多数情况下是肝炎,但并不都是肝炎,转氨酶正常只能说明目前肝细胞无明显损害,但不能说明肝脏没有问题。判断肝脏有无问题还要结合白蛋白、凝血酶原活动度以及影像学等多方资料综合分析。

11 转氨酶越高,肝损害越重

认知误区

由于转氨酶是肝功能中重要的部分,因此在很多人的认识上转氨酶越高就说明肝损害越重,反之,转氨酶低说明肝损害轻。

正解与忠告

转氨酶越高就说明肝损害越重,转氨酶低说明肝损害轻的观点是不全面的。对于肝病来说,转氨酶升高与否、升高程度只能说明目前肝脏炎症的程度,而不能代表整个肝功能。

在急性肝炎时,尤其是甲型肝炎和戊型肝炎,由于是急性肝炎,肝细胞广泛受到损害,转氨酶水平明显升高,可超过 1000U/L,临床症状突出,而这类患者的白蛋白和凝血酶原活动度是正常的,经过一段时间治疗,患者临床症状和转氨酶水平得到恢复。

多数丙型肝炎、部分慢性乙肝和肝硬化患者,转氨酶可能是长期低水平升高或正常,而肝脏的损害却一直没有停止,这是因为肝细胞少量和缓慢破坏,转氨酶少量和渐进释放,转氨酶呈低水平或正常,而这类患者如长期跟踪会发现白蛋白或/和凝血酶原活动度降低。

对于重型肝炎患者,当转氨酶由高水平迅速下降为低水平,而胆红素渐进性升高往往预示病情的加重。

目前医学上对肝病的认识诊断水平提高了很多,多数肝病患者得到早期诊断和及时的治疗。但是以前,不少患者发展到了肝硬化的地步才知道曾经有过肝炎,其中一个原因就是转氨酶一直处于正常或低水平,未引起重视。

因此,判断肝病的轻重不能仅看转氨酶高低,尤其是认为转氨酶低说明肝损害轻的观点,它有可能使患者错失最佳的治疗时机。

12 转氨酶异常就有传染性,转氨酶正常就没传染性

认知误区

由于肝炎的主要表现之一就是转氨酶升高,因此在很多人的认识上转氨酶异常就有传染性,转氨酶正常就没传染性。

正解与忠告

肝炎的传染性与转氨酶的异常与否是没有直接关系的。

肝炎的分型包括病因分型和临床分型,转氨酶的异常与否常常与肝炎的临床分型有关,而肝炎的传染性取决于肝炎的病因分型。

甲型肝炎和戊型肝炎为急性肝炎,在潜伏期(转氨酶可能不高)和急性期(转氨酶明显升高),患者的排泄物有传染性,主要通过消化道传染,而在恢复期一般没有传染性。可见,转氨酶的有无、高低与传染性之间有一定的关系,但并非直接关系。

乙型肝炎和丙型肝炎多为慢性肝炎过程,母婴传播及体液、血液传播是其主要的传播途径。患者体内病毒是持续存在的,无论转氨酶是否正常,也不管转氨酶高低,患者都具有传染性。简言之,慢性病毒性肝炎的传染性与转氨酶之间没有必然联系。

其他肝炎,如脂肪肝(酒精性和非酒精性)、药物性肝炎、自身免疫性肝炎和其他肝损害,不论转氨酶水平高低均无传染性。

因此,肝炎的传染性的有无取决于肝炎的病因,与转氨酶的异常与否没有直接关系。

13 治疗肝病的目标就是要使转氨酶正常

认知误区

由于肝炎的主要表现之一就是转氨酶升高,因此在很多人的认识上治疗肝病的目标就是要使转氨酶正常,转氨酶正常了肝病就好了。

正解与忠告

使转氨酶恢复正常是治疗肝病的目标之一,而非全部。

导致肝损害的原因是多种多样的,临床上常见的原因有病毒性肝炎、脂肪肝(酒精性和非酒精性)、药物性肝炎、自身免疫性肝炎、遗传代谢性肝病和其他肝损害。针对不同的肝损害,治疗目标有别,通过药物治疗使转氨酶恢复正常,的确是治疗目标之一,或者说是判断疗效的指标之一。

肝病的情况非常复杂,肝病是否治愈,不能仅仅以转氨酶恢复正常为标准。如慢性乙肝的治疗目标是最大限度地抑制乙肝病毒复制,从而控制或延缓肝脏的进一步损害,防止肝硬化、肝癌的发生。丙型肝炎部分患者转氨酶长期保持在正常范围,治疗目标是最大限度地抑制丙肝病毒复制,阻止肝硬化、肝癌的发生。至于转氨酶是否正常,是临床观察的指标之一,病毒持续转阴才是要追求的目标。近年来,专家们一直强调必须对慢性乙型肝炎和丙型肝炎患者实施规范化抗病毒治疗,而不能盲目地保肝降酶,只要病毒还在体内复制,肝脏的损害就存在,另外也不可能通过保肝降酶药物来达到长期保肝的目的。

综上所述,肝炎的病因治疗最重要,保肝降酶治疗为辅助治疗。转氨酶恢复正常是治疗目标之一。

14 **甲胎蛋白升高就是得了肝癌，而甲胎蛋白正常就可排除肝癌**

❓ 认知误区

很多人都知道甲胎蛋白与肝癌的关系，从而认为甲胎蛋白升高就说明得了肝癌，而甲胎蛋白正常就可以排除肝癌。

正解 与 忠告

甲胎蛋白升高不一定都是肝癌，而甲胎蛋白正常也不能一定排除肝癌。

甲胎蛋白（甲种胎儿球蛋白、简称胎甲球、英文简写 AFP）是一种糖蛋白，正常情况下，这种糖蛋白主要来自胚胎的肝细胞，胎儿出生后甲胎蛋白逐渐下降，周岁时接近成人水平，正常人血清中甲胎蛋白的含量 $20\mu g/L$ 以下。

当肝细胞发生癌变时，由于肝癌细胞是低分化的细胞，能大量分泌甲胎蛋白，甲胎蛋白是诊断原发性肝癌的一个特异性临床指标，尤其是高水平的甲胎蛋白具有早期诊断、鉴别诊断的作用。

部分慢性肝炎和肝硬化患者长期出现甲胎蛋白低水平升高，但多年都没有肝癌的迹象；约 20% 的晚期肝癌患者，甲胎蛋白始终在正常水平。

甲胎蛋白升高，而非肝癌（假阳性）可见于：肝病（重型肝炎、慢性肝炎、肝硬化）、其他肿瘤（睾丸癌、卵巢癌、畸胎瘤、胃癌、胰腺癌）、生理状态（妊娠中后期、新生儿）。

肝癌患者而甲胎蛋白正常（假阴性）可见于：肝癌细胞分化过低或过高，不产生或产生甲胎蛋白少；肝癌相对较小或包膜完整，不能使甲胎蛋白入血；胆管细胞性肝癌；转移性肝癌。

因此，我们说甲胎蛋白对原发性肝癌的诊断具有很大的价值，但肝癌与甲胎蛋白之间并不是——对应的关系。

15 碱性磷酸酶升高肯定是肝功有问题了

? 认知误区

由于碱性磷酸酶是肝功中的一项指标，因此很多人认为碱性磷酸酶升高一定是肝功有问题了。

正解与忠告

碱性磷酸酶升高不一定都是肝功有问题了。

碱性磷酸酶（ALP 或 AKP）广泛分布于人体各脏器器官中，其中以肝脏为最多，其次为肾脏，骨骼、肠和胎盘等组织。血清中的碱性磷酸酶主要来自肝脏和骨骼。

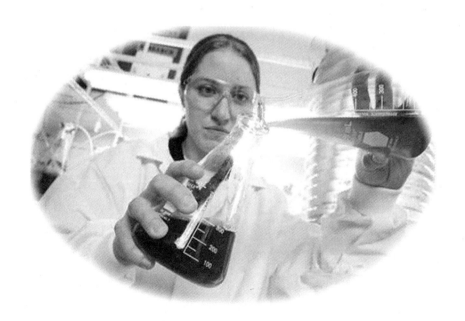

当肝脏发生炎症,尤其是发生胆道淤积或梗阻时碱性磷酸酶经淋巴道和肝窦进入血液,同时由于肝内胆道胆汁排泄障碍,反流入血而引起碱性磷酸酶明显升高。碱性磷酸酶主要用于梗阻性黄疸、原发性肝癌、继发性肝癌、胆汁淤积性肝炎等的检查,在各型肝炎患者中碱性磷酸酶也会有不同程度的升高。

生长期儿童血清中的碱性磷酸酶大多数来自成骨细胞和生长中的软骨细胞,少量来自肝脏,因此生长期儿童碱性磷酸酶会持续升高。

另外,碱性磷酸酶升高还可见于:孕妇、骨折愈合期、佝偻病、骨肿瘤、软骨病、肾病、严重性贫血、甲状腺机能不全、白血病等。

从以上介绍的内容大家不难看出,碱性磷酸酶升高不仅仅见于肝胆疾病(尤其是胆道梗阻),生长期儿童碱性磷酸酶会持续升高,同时也可见于其他疾病。体检中遇到碱性磷酸酶升高应请专科医师综合分析评价,而非擅自下结论。

16 白蛋白降低一定是肝功能差

❓ 认知误区

白蛋白是维持人体生命的重要物质,是在肝脏内合成的,因此,白蛋白降低一定是肝功能差。

📋 正解与忠告

白蛋白降低除常见于肝功差,也可发生于其他疾病。

白蛋白广泛分布于人体各个脏器、组织和细胞中,是由肝实质细胞合成的,是血浆中含量最多的蛋白质,它最重要的作用是维持胶体渗透压,它还具备其他多种生理功能,与人体的健康密切相关。

肝功能受损,尤其是慢性肝炎肝功能受损时会引起白蛋白合成不足,白蛋白降低,其降低程度与肝炎的严重程度是相平行的。

当白蛋白减少时,血管内渗透压降低,患者可出现腹水,进一步可出现全身水肿。因此,定期检查白蛋白对肝病患者病情判断很重要。

白蛋白降低除常见于肝功能障碍外,还可见于:慢性胃肠道疾病、胃癌、肠癌,由于长期消化吸收不良,缺乏制造蛋白的原料,导致白蛋白下降;肾源性低蛋白血症,肾病时由于肾脏正常的排泄屏障受损引起大量白蛋白从尿液中排出,且丢失的蛋白总量远远超过了人正常饮食摄入的蛋白的量,导致白蛋白下降。

综上所述,白蛋白高低对于肝功能评价具有重要价值,检测白蛋白对肝病患者很有必要。但白蛋白下降也存在其他原因,如因胃肠疾病吸收消化不良,肾病丢失过多。

17 白球比例倒置一定是肝功差,预后差

❓ 认知误区

白蛋白下降、球蛋白升高是肝硬化的典型表现,因此,白球比例倒置一定是肝功差,预后一定不佳。

📋 正解与忠告

关注白蛋白及球蛋白的具体值,比单纯了解白球比值更有价值。

白蛋白是由肝细胞合成的,球蛋白主要是由网状内皮细胞系统中的浆细胞产生的。肝功受损,尤其是失代偿期肝硬化患者肝脏合成功能下降导致白蛋白降低,此时肝内网状内皮细胞受刺激而增生,产生过多的球蛋白导致球蛋白升高,进而造成白球比例倒置。因此白球比例倒置是失代偿期肝硬化患者常见的表现,此时患者多有腹水。

白球比例正常值 1.5～2.5,但白球比例不能仅看数值,应具体分析。

白蛋白/球蛋白：

(1)45/25　1.8　比例正常，正常人群

(2)40/50　0.8　比例异常，比例倒置，可见于自身免疫性肝炎、骨髓瘤、淋巴瘤、系统性红斑狼疮、风湿性关节炎等。

(3)29/16　1.8　比例正常，白蛋白低的同时球蛋白也低，多见于肝功能差，同时免疫能力也差，多数情况下预后差。

(4)28/35　0.8　比例异常，失代偿期肝硬化典型改变，多有腹水。

从以上分析不难看出，关注白蛋白及球蛋白的具体值，比单纯了解白球比例更有价值，白球比例倒置不一定是失代偿期肝硬化，而白球比例正常也不全是正常人群。

18　一旦出现黄疸，就一定是黄疸型肝炎

？认知误区

在很多人的认识上，一旦出现黄疸，胆红素升高就一定是黄疸型肝炎。

正解与忠告

出现黄疸，胆红素升高不一定都是黄疸型肝炎。

胆红素是由红细胞中的血色素所制造的色素，经过肝脏的一系列代谢将未结合胆红素（间接胆红素）转化为结合胆红素（直接胆红素），经胆道排入肠道，小部分经体循环，通过肾脏排出，人的粪便和尿液的颜色都与胆红素代谢有关。

由于胆红素的代谢是在肝脏，当肝脏受损，肝细胞发生病变时可导致肝内的胆管受压，排泄胆汁受阻，引起血中胆红素升高，称为肝细胞性黄疸（表现为直接胆红素与间接胆红素均升高），也就是黄疸型肝炎。因此，胆红素能在一定程度上反映肝脏的功能。

由于胆红素 80%～85% 来自衰老的红细胞崩解,当各种病因导致红细胞破坏过多,使未结合胆红素增多,引起黄疸,称为溶血性黄疸(表现为间接胆红素升高为主)。

由于胆红素是经胆道排入肠道的,胆道系统发生肿瘤或出现结石,导致胆道梗阻,胆汁不能顺利的排泄,引起胆红素升高,称为梗阻性黄疸(表现为直接胆红素升高为主)。

通过以上分析不难看出,胆红素升高不但可以是黄疸型肝炎(肝细胞性黄疸),也可能是溶血性黄疸或梗阻性黄疸。

19 "大三阳"患者肝功正常,不需要到医院就诊

认知误区

"大三阳"的患者无任何自觉不适,化验肝功正常,医师告知系"携带者",暂不治疗。到医院就诊过于麻烦,携带者不是什么大问题,不需要定期去医院复查。

正解与忠告

"大三阳"的患者即使肝功正常,仍需定期至医院就诊,复查相关检查,明确病情。

"大三阳"的说法是针对乙肝抗原抗体系统的检测而言,首先要明确:乙肝抗原抗体系统的主要检测内容包括乙肝表面抗原(HBsAg)、乙肝表面抗体(抗-HBs)、e抗原(HBeAg)、e抗体(抗-HBe)、核心抗体(抗-HBc)。"大三阳"不是医学上的专用术语,而只是老百姓的俗称,认为乙肝标志物中排列 1、3、5 阳性,即表面抗原阳性、e抗原阳性及核心抗体阳性,且已被人们普遍接受。

表面抗原阳性(HBsAg)标志着该患者已经被乙肝病毒感染,但是 HBsAg 的阳性,不能反映乙肝病毒的复制,更不能用来判断病情轻重,也不能判断感染时间的先后。e抗原(HBeAg)阳

性,意味着体内乙肝病毒处于复制状态,传染性强。抗 HBc IgM 是乙肝病毒感染后出现较早的抗体,多在 6 个月内消失,抗 HBc IgG 在血清中长期存在,高滴度的抗 HBc IgG 表示目前正在感染,可与 HBsAg 同时存在,低滴度的抗 HBc IgG 表示既往感染,常与抗 HBsAb 同时存在。但综合分析乙肝标志物,"大三阳"仅能表明感染乙肝病毒,体内病毒处于复制阶段,有传染性,但并不能说明乙型肝炎患者病情的轻重程度以及肝脏的受损程度,仍须进一步检查肝功能、肝脏 B 超或上腹部 CT 和乙肝病毒 HBV - DNA 定量等相关检查,综合分析判断方可大致了解病情的轻重、乙肝病毒的复制情况以及传染性大小,由专科医生根据具体情况确定个体化的治疗方案,并做到针对性用药及规范化治疗。

若患者无任何临床症状、肝功能正常、B 超等各项检查均未见异常,则可建议动态观察,每 3～6 个月进行一次 HBV 血清学和肝功能生化指标及 B 超的检测等,由专科医生了解病情变化情况,并决定是否需继续治疗。

若检查肝功异常,转氨酶超过正常 2 倍以上,HBV - DNA 阳性,考虑为乙型肝炎的免疫清除期,此时应把握好治疗时机,需要在专业医生的指导下进行抗病毒和保肝治疗。

20 "小三阳"的患者,传染性不高,不需要治疗

认知误区

"小三阳"的患者没有传染性,不用与家人隔离生活公用器具,更不需要治疗。

正解与忠告

"小三阳"的患者,其传染性如何,主要决定于其自身乙肝病毒 HBV - DNA 定量的水平,并不能单纯的都被划分到"低传染

性"的范围内去。尤其是对于乙肝病毒（HBV-DNA）定量高的患者，若出现转氨酶明显升高就需要治疗了，尤其是抗病毒治疗。

当表面抗原阳性、抗-HBe阳性、抗-HBc阳性时，就会被老百姓俗称为"小三阳"。有的"小三阳"患者，肝功基本正常，有的患者却转氨酶始终降不到正常，有的患者"小三阳"状态甚至终身存在，而有的患者却进展了，可以发展为肝硬化、甚至是肝癌，这是为什么呢？

其实，追根究底，还是由乙肝病毒在体内复制造成的。乙肝患者的传染性不仅仅要看是"大三阳"还是"小三阳"，更重要的是判断HBV-DNA定量水平。病毒DNA复制水平的高低，才是确切判断乙肝传染性强弱的指标，亦是决定"小三阳"患者病情是否是进展的主要因素。

慢性乙型肝炎病毒携带者，与慢性乙型肝炎患者的区别主要在于其血清转氨酶是否正常，对于"小三阳"的患者而言，有以下两种情况可能出现：

（1）乙肝病毒感染者经历免疫清除期后，肝功能指标定期检查基本都正常，而HBV-DNA检测每次检查都在很低水平，甚至检测不到，这种患者被认为是乙肝病毒"小三阳"携带者。

（2）乙肝病毒在人体免疫作用的压力下发生变异，变异后的病毒e抗原不能够被检测出，而血清中抗-HBe阳性，这种患者虽然表现为"小三阳"，但由于乙肝病毒仍在体内复制，机体在清除病毒的同时，肝细胞仍受到破坏，所以肝功能生化学检查始终不正常，而由于此时患者体内乙肝病毒仍在复制，故而病情大多会继续进展。这类患者一旦发现，可能是慢性肝炎，也可能已成为肝纤维化或肝硬化。

对于"小三阳"而言，若患者处于后一种情况时，病情仍可缓慢进展，可能在"无症状"或"轻度肝损坏"的过程中逐渐进展为肝硬化，因而需要更加重视以及及时治疗。

21 既往感染过乙肝,已经产生抗体,不需要再检查及治疗了

❓认知误区

乙肝表面抗体阳性、e 抗体阳性,核心抗体阳性,就代表乙肝已经完全痊愈了,可以高枕无忧,再不需要检查,更不需要治疗了

正解与忠告

乙肝表面抗体阳性和 e 抗体、核心抗体阳性共存,考虑为乙肝病毒感染恢复阶段,的确是一种比较好的情况,但仍需注意检测其变化及相关检查,必要时亦需要治疗。

患者乙肝 e 抗体之所以没有转阴,是因为人体免疫系统还不够完善,它的转阴需要一定的时间。有的患者保持这种状态终身,病情也没有进展。但是有的患者如果 e 抗体阳性持续半年以上,则体内可能还有病毒存在,并且暗示乙肝病毒可能发生变异,因此而 e 抗体、核心抗体一直存在,所以还是需要行乙肝病毒 HBV－DNA 定量的检测,明确是否有病毒持续存在,以及是否需抗病毒治疗,此外,当使用免疫抑制剂的时候,随着免疫功能被抑制,即使早期病毒载量测不出,在治疗过程中病毒载量亦有可能升高,故而监测乙肝病毒载量,是非常有其必要性的。

除此以外,还有一部分患者的乙肝病毒定量也是正常的,那是不是就不需要其他检查呢?答案是当然不行的,即使乙肝病毒定量已经正常,还是需要行肝脏 B 超以及上腹部 CT 等影像学检查的。

因为乙型肝炎的发病机理是一个复杂的问题。有研究表明,乙型肝炎患者的肝脏受损并不完全是乙型肝炎病毒在肝细胞内复制的直接结果,而是机体的免疫反应造成的。乙型肝炎病毒

感染抗体后,可诱发机体产生对乙型肝炎病毒的各种细胞免疫反应和体液免疫反应,并激发自身免疫反应。机体的这些免疫反应,可清除已感染病毒的肝细胞,但也可引起肝细胞的损伤,因而虽然已经出现了乙肝表面抗体阳性,但在乙肝表面抗体出现之前,肝脏的损伤是持续存在的,甚至有可能已经进展到了肝硬化阶段,故而仍需行影像学等相关检查明确病情。

22 肝组织活检对肝脏损伤较大,最好不要做

认知误区

肝组织活检是一种穿刺性操作,对肝脏损伤较大,如果做了肝组织活检,即使没查出问题,肝脏也被损伤了,所以绝对不能做。

正解与忠告

肝组织活检对病情的诊断至关重要,其虽为创伤性检查,但损伤较小,且可短期内恢复。若病情需要,仍应该进行该检查。

肝穿刺活体组织检查术,是一项通过局部麻醉,运用负压吸引穿刺的技术,可在 B 超引导下进行,其获得的肝脏标本经过处理后可用于病理组织学、免疫组化等检测,是众多检查中,唯一一种可获得肝脏组织,在显微镜下直接观察肝脏组织和细胞形态的技术。

肝穿刺组织活检主要用于各种肝脏疾病的鉴别诊断,了解肝脏病变的程度和活动性,提供各型病毒性肝炎的病原学诊断依据,可发现尚在代偿阶段的肝硬化以及肝纤维化,尤其在确定肝纤维化的严重程度上,是国际公认的"金标准"。此外,肝穿刺还可以用于诊断性治疗,如肝脓肿穿刺排脓、肝囊肿抽液等等。

有不少慢性乙型肝炎患者,感染时间很长,但抽血化验发现转氨酶异常可能只有几天或者可能仅有半年时间,甚至转氨酶一

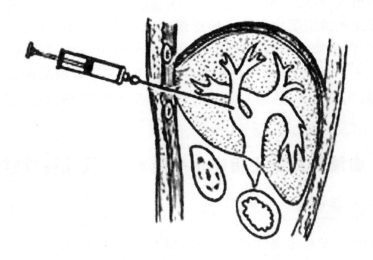

直波动于正常高线左右,乙肝病毒 HBV - DNA 定量水平也不高,这种患者在对其判定病情所处阶段,有无肝纤维化、肝硬化以及是否需抗病毒治疗则较为困难。如果治疗,对于乙肝治疗的长疗程及其高费用而言,患者很难接受,如果不治疗,有可能已经处于肝纤维化甚至早期肝硬化阶段,病情可能进一步进展,则会延误病情。而这样的患者通过肝脏组织穿刺活检,就能发现慢性乙型肝炎是否处于活动期,并能推断其病变的轻重程度,还可为发现早期肝硬化提供有力的依据,更为制定这种患者的治疗方案提供了帮助。同时,对于一些不明原因的肝炎患者而言,可以发现血清中未发现的病毒,还可提供各种病毒性肝炎的病原学诊断。此外,还有利于药物的选择和药物的疗效判断。

肝穿刺活组织检查,现在多采用的一秒钟肝穿刺法,方便安全,成功率高,且无明显不良反应。虽然也可能出现一些并发症,如有局部疼痛、腹部不适,恶心、血压下降等,一般经治疗可很快缓解,但更重要的是并发症的发生率极低,如严格按照肝组织活检的适应症和禁忌症选择患者,术前术后做好充分的准备与护理,一些并发症是可以避免的,不会加重原有肝脏的病变,也不会加重病情。

肝穿刺活组织检查采集的肝组织仅有 1～3cm 长,对于整个肝脏而言,是非常小的一部分,但是也需要知道,由于肝脏疾病病变分布不一致,而所取得的肝组织非常小,因此可能出现取样误差,故而仍需结合其他检查综合评估及判断肝脏病变性质及程度。

23 血清肝纤维化指标水平越高,肝硬化程度越重

认知误区

慢性肝炎患者血清肝纤维化指标越高就代表纤维化程度越重。

正解与忠告

血清纤维化指标增高并不能认为绝对是肝纤维化程度重。因为目前临床常用的检测肝纤维化的血清学指标除了可能与肝纤维化有关外,与肺纤维化等其他疾病也可能有关,并且在慢性肝炎活动期肝纤维化指标也可能增高,因此,要判断肝纤维化程度,还必须与其他检查相结合,才能综合判断病情。

我们常说的慢性病毒性肝炎,其病理诊断,主要是按照炎症活动和肝纤维化程度进行分级和分期的。除了肝穿刺组织活检可直接于显微镜下观察肝组织外,腹部 B 超或者是肝脏 CT 等任何一种检测方法,都难以判断实际的肝纤维化程度,但肝脏组织活检又不能定期重复检查,那么怎么办呢?

在这里,我们首先要明白一个问题:肝脏组织是由肝细胞和细胞外基质组成的,基质充填在细胞外。正常的肝脏基质包括胶原纤维、层粘连蛋白和透明质酸等多种成分,当细胞炎症坏死时基质降解,细胞修复时基质的合成增加,细胞外基质过度沉积则可形成肝纤维化。

慢性肝炎时肝内细胞外基质可以降解,也可以沉积增加,这些可在血清中有所反应,检测血清中的基质成分及其降解产物,可作为诊断肝纤维化的标志物,有一定意义。但有时,只根据血清纤维化标志物的数据,不考虑其他情况,则会做出错误的判断。因为血清纤维化标志物可以反映体内任何组织的纤维化,不单单是肝纤维化,如肺纤维化等,也可以出现相应的改变。只有在除外其他脏器的纤维化病变后,而又有明显的肝脏疾病时,血清纤维化标志物才有可能判断肝纤维化的程度。

但是当肝脏炎症活跃时,因为炎症不仅破坏肝细胞,也可破坏细胞外基质,血清纤维化标志物也会增高,因而,在血清转氨酶升高时,血清纤维化标志物增高不一定有肝纤维化,同样的,没有炎症的静止期的肝硬化患者,血清纤维化标志物不一定增高,但不表明其没有纤维化。

故而血清肝纤维化对肝硬化程度有一定提示作用,但还应在专科医师的指导下,结合病史、临床表现、影像学及肝功能等结果综合分析,只根据单一结果做出判断则会出现偏差。

24 只要做了腹部 B 超,就不用做其他检查了

认知误区

每年多做几次腹部 B 超就可以明确病情了,就无需进行其他检查了。

正解与忠告

腹部 B 超有助于肝脏疾病的诊断,但对于腹部 B 超、肝功能生化指标及甲胎蛋白甚至腹部 CT 等检查结果的综合评估,更有助于疾病的诊断和治疗。

腹部 B 超因其简单易行、价格低廉等经济原因,很容易被患者接受。但是腹部 B 超的检查结果只是"参考",并不能对所有的

疾病确诊,重要的检查还是应该做 CT 或者磁共振,及一些血液检查。

对于"脂肪肝"、胆囊结石等疾病而言,腹部 B 超可以确诊,但对于肝硬化基础上的肝脏囊肿,肝血管瘤等而言,仍建议行腹部 CT 或增强 CT 检查,排除肝癌可能。

对于肝硬化患者一旦出现腹水,则考虑已经进入到失代偿期,治疗方案就需要调整了,但对于少量腹水而言,患者可能没有腹胀,没有腰围的增粗,更没有注意到体重的增加,而对于 1000ml 以下的腹水,查体也很难发现。就此而言,腹部 B 超较其他的一些检查更为便捷灵敏而具有很大意义;此外,在做腹部 B 超时,可以发现一些以前没有的新发的低密度结节或者是病灶。因而,对于肝硬化患者而言,至少每 6 个月应行 B 超检查一次,如发现异常情况或病灶,可至专科医生处就诊,制定适宜的检查方案,避免耽误病情。

但是 B 超并不是"万能"的检查,它的结果会受主观因素的影响,不同的报告者之间没有可比性,在不同医院,甚至同一所医院,不同医师所做的报告,结果也不尽相同。

综上所述,腹部 B 超对肝硬化及其合并症的检查具有一定的意义,如肝硬化合并少量腹水、门静脉高压等,此外还对于早期发现肝癌,尤其是细小肝癌,有着重要的意义,但也有其局限性,故仍需听取专科医生意见,准确的判断病情,把握其进展以及制定个体化的治疗方案。

25 丙肝抗体阳性,肝功正常,不需要治疗

认知误区

体检时发现丙肝抗体阳性,因为没有任何不舒服,化验肝功基本正常,代表我现在对丙肝已经产生抗体了,不会再感染丙肝,更不用治疗了。

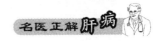

正解与忠告

　　丙肝抗体的出现意味着丙肝病毒的感染,需要到专科医生处就诊,以免延误病情。

　　在这里,我们首先要明确一点:与乙肝抗体不同,丙肝抗体并非保护性抗体,一旦查出丙肝抗体阳性,只能说明现在或者曾经感染过丙肝病毒,但是现在体内是否还有病毒,则需要进行 HCV－RNA 定量检测。若病毒定量水平升高则意味着丙肝病毒在体内复制,有传染性,且必需治疗。因为丙肝病毒 HCV－RNA 定量是丙肝病毒复制水平的灵敏指标,最早可在感染丙肝病毒 2 周内检测到,所以它的出现意味着需要进一步的抗病毒治疗。

　　但需要注意的是丙肝抗体有一定假阳性率,出现丙肝抗体阳性不代表一定是慢性或急性丙肝患者,还需要到医院进行相关检查以明确诊断。丙肝抗体假阳性结果主要是多种纤维蛋白原对试剂的影响所造成的,因而,应该由专科医生判断是否感染丙肝以及制定确切的治疗方案。

　　丙肝主要通过血液传播,即输入被丙肝病毒感染的血液或使用含有丙肝病毒的血制品等是传播丙肝的主要方式。器官移植,血液透析患者以及经历大量输血的患者是容易感染丙肝的高危人群。此外,性传播也是传播丙肝的另一种主要方式,而母婴传播的几率约 4‰～7‰。因而这些人群需要定期检查丙肝抗体以及丙肝病毒 HCV－RNA 定量。

　　对于大多数丙型肝炎患者而言,病情多为隐匿性进展,感染丙型肝炎病毒的早期,大部分患者没有任何不舒服的感觉,仅有少部分患者会出现食欲差、疲倦、眼黄、尿黄等症状。在感染丙肝病毒的患者中,仅有少数患者可以自行清除病毒,大部分患者为慢性持续性感染,慢性丙型肝炎患者部分表现为血清转氨酶反复的轻微波动,有部分患者表现为持续转氨酶升高,但还有近 1/3 的患者其肝功能一直正常,绝大多数患者多为查体时发现转氨酶异常,后进一步检查方得知感染丙肝病毒,甚至还有部分患者一经发现,就已进展为肝硬化甚至肝硬化失代偿期,丧失了最佳的治疗机会。

因此,发现丙肝抗体阳性的患者,应定期检测丙肝 RNA 定量,如果忽视,则病情可能呈进行性加重,失去治疗机会。

26 戊肝抗体阳性就一定是得戊型肝炎了,需要立即治疗

? 认知误区

体检时发现戊肝抗体阳性,就是得了戊型肝炎,即使自己没有任何不适,也必须马上住院治疗。

正解与忠告

戊型肝炎病毒(HEV)主要经肠道传播,可以引起急性传染病,称为戊型病毒性肝炎,戊肝抗体阳性对临床诊断有一定帮助,但并不是所有抗体阳性者均为急性戊型肝炎。

戊型肝炎青壮年发病率高,儿童多为隐性感染,主要经过粪口途径传播。原有慢性乙肝感染者或者晚期孕妇感染戊肝,易重症化、死亡率高,应该引起足够重视。

戊肝抗体为非保护性抗体,可分为 IgM、IgG,在发病初期体内产生抗 HEV - IgM,大多在 3 个月内消失,因此抗 HEV - IgM 阳性可作为临床诊断的依据,但须注意排除假阳性。而抗 HEV - IgG 多于感染后 6~12 个月消失,但也有持续数年甚至十多年者报道,因此并不能作为急性感染的依据。此外,还有少数戊肝患者可始终不产生抗 HEV - IgM 和抗 HEV - IgG,因此实验室检测两者均阴性时,亦不能完全排除戊型肝炎。

27 甲肝抗体阳性一定需要住院治疗

认知误区

没有任何不适,但查甲肝抗体阳性,就是感染了甲型肝炎病毒,必须马上住院治疗。

正解与忠告

甲型肝炎病毒感染多为隐性感染,故而即使没有任何临床不适,甲肝抗体也可为阳性。但甲肝抗体阳性却并不都意味着肝炎发作需要治疗。

甲型病毒性肝炎,简称甲型肝炎、甲肝,是由甲型肝炎病毒(HAV)感染引起的,主要通过粪-口途径传播,临床上以疲乏,食欲减退,肝肿大,肝功能异常为主要表现,部分患者出现黄疸,主要表现为急性肝炎,但无症状感染者较多见,很多患者起病隐匿,无明显的临床表现,又被称为无黄疸型肝炎。对于任何年龄而言,均可患本病,但主要为儿童和青少年。成人甲肝的临床症状一般较儿童为重。

甲型肝炎病毒学指标一般包括:

(1)抗 HAV－IgM:发病后数天即可阳性。其出现时间与临床症状及化验指标异常的时间一致,一般 3～6 月即可转阴,但个别患者起病初期可为阴性,2～3 周后方检出阳性。所以临床疑似甲型肝炎,而化验抗 HAV－IgM 阴性,应重复 1～2 次,以免漏诊。就目前现有的检测方法而言,抗－HAV IgM 是早期诊断甲型肝炎的特异性较高的指标,且有简便,快速的优点,是近期感染甲肝的依据;

(2)抗 HAV－IgG,出现较晚,可持续多年或者终身,是既往感染的指标,属于保护性抗体,具有免疫力的标志。注射甲型肝炎减毒活疫苗后,亦可为阳性,故而难以直接用于判断现在是否为感染阶段,是否需要治疗。

(3)粪便中 HAV 的检测和血清甲肝核糖核酸(HAV - RNA)亦有诊断价值,但需要一定的设备和技术,不作为常规检查项目。

总之,对有典型症状的可疑甲型肝炎患者,伴转氨酶明显增高,可进一步查抗 HAV - IgM 即可明确诊断甲型肝炎,而仅有甲肝抗体阳性不能作为住院治疗的依据。

28 "大三阳"一定比"小三阳"病情重

认知误区

"大三阳"病情比"小三阳"要重,传染性更强,需要积极加强治疗。

正解与忠告

"大三阳"的患者与乙肝病毒定量阴性的"小三阳"患者相比,前者病毒复制高,传染性强,需要积极治疗;而与乙肝病毒定量阳性的"小三阳"患者相比,后者病情隐匿,更容易被人群忽视,故需积极观察或治疗。

首先我们要了解,"大三阳"和"小三阳"的主要区别是:一个是 e 抗原阳性,一个是 e 抗体阳性。

在乙肝病毒感染的自然史中,HBeAg 是乙肝病毒 HBV - DNA 复制和具有传染性的标志。当 HBeAg 阴转伴有抗 - HBe 阳转(即专科医生常说的 HBeAg 血清学转换)时,说明 HBV DNA 的复制趋于停止,肝脏病理学改变减轻,病情好转或稳定,传染性降低。就此点而言,是"大三阳"的患者比"小三阳"的患者病情重。

但随着人们对自身病情的重视,在不断的随访中,发现有一部分"小三阳"的患者,转氨酶仍偏高,病情仍在进展,甚至发展为肝硬化失代偿期,这是为什么呢?

随着医疗技术的改进,人们发现,对于转氨酶仍有波动的"小三阳"患者而言,其乙肝病毒 HBV - DNA 定量始终是高的,虽然没有"大三阳"的患者高,但一直未正常。在进一步的研究中发现,就"大三阳"和转氨酶有波动的"小三阳"(e 抗原阴性的乙肝)患者而言,其实 e 抗原阳性和 e 抗原阴性这是两种类型的慢性乙型肝炎,e 抗原阳性的患者是野生病毒株的感染,而 e 抗原阴性的患者,是乙肝病毒变异株的感染,不能产生 e 抗原导致血清检测 e 抗原阴性,并不是真正体内没有病毒复制。会发生这一改变的原因,是在机体免疫清除的压力下,乙肝病毒也如一些细菌一样,发生了"聪明"的变异,这一变异导致 HBeAg 消失,但并不影响 HBV - DNA 的自我复制。

就临床表现来看,"大三阳"的患者要重于"e 抗原阴性的乙肝患者",其 HBV - DNA 定量较"e 抗原阴性的乙肝患者"要高的多,大家对"大三阳"的患者也更为重视,而忽略了转氨酶波动的"小三阳"患者,反而由于转氨酶波动的"小三阳"患者不被重视,多数进展为肝硬化、肝癌后,才会到医院就诊,耽误了病情。此外,就治疗而言,e 抗原阴性的患者虽然乙肝病毒定量比"大三阳"的患者低,可是治疗的困难程度要比 e 抗原阳性大,而且预后比 e 抗原阳性差。

总之,不论是"大三阳"还是"小三阳",都应重视疾病,定期复查,而对于部分"小三阳"患者而言,其实际病情甚至重于"大三阳"患者,更应至医院定期就诊。

29 乙肝病毒越多肝损伤越重

?认知误区

体内的乙肝病毒越多,肝损伤就越重,就像虫子吃白菜一样,虫子越多,被虫子吃掉的白菜就越多。

正解 与 忠告

事实上，并非如此，乙肝病毒并不是造成肝细胞破坏的主要原因，肝组织损伤是通过机体免疫反应所引发的。乙肝病毒在感染肝脏细胞后，可转变肝脏细胞表面的抗原性，并刺激 T 淋巴细胞转变为致敏淋巴细胞，身体内也相应产生了抗肝细胞膜抗原的自身抗体，它们都攻击带有病毒的肝细胞，在清除病毒的同时，造成肝细胞破裂、变性和坏死。

部分乙肝病毒 e 抗原阳性（大三阳）的感染者，由于系婴幼儿阶段感染或者免疫应答低下，感染乙肝病毒后，由于机体免疫系统不能识别病毒，对病毒抗原不发生反应，乙肝病毒和免疫细胞处于和平共处状态，其乙肝病毒定量始终处于高水平状态，化验肝功可以长期正常，而肝组织活检发现肝脏内部的病变可以是轻微的。由此可见此时病毒虽多，肝细胞病变并不严重。

许多实验资料表明，血清中乙肝病毒 DNA 定量与反映肝损害严重程度的转氨酶（ALT、AST）无平行关系，二者无统计学上的相关性。

肝活检的组织学检查也表明，肝细胞的坏死程度，肝纤维化的程度与血清中乙肝病毒 DNA 定量水平也没有相关性。

相反的很多乙肝病毒 e 抗原阴性（小三阳）的慢乙肝患者，虽然乙肝病毒定量很低，但是肝脏病变却已达晚期。因为"小三阳"往往是由大三阳转变而来，是人体对乙肝 e 抗原出现了一定的免疫力，在乙肝"大三阳"转变为"小三阳"的过程中，难免会造成肝损伤，只是肝损伤的程度有所不同而已。而且乙肝小三阳患者群体年龄偏大，肝脏炎症及纤维化、肝硬化程度更重，这是乙肝小三阳患者多次肝损伤累积的结果。

由此可见，无论乙肝病毒定量高低，肝损害都是存在的，均需定期到感染病专科医院或专科门诊就诊及复查，在专科医生的指导下进行治疗。

30 丙型肝炎很容易在家庭内传染

认知误区

家中有丙肝患者，在一起吃饭生活就会被传染，一切用具都要分开，这样才安全。

正解与忠告

丙肝传染途径有：血液传播、母婴传播、性生活传播。而日常生活中发生密切的关系，造成的体液接触或血液接触也是造成丙肝传染的一大原因。但是在这里要提醒大家的是，不是和丙肝患者发生接触就会感染丙肝，感染病毒必须是自身的血液或体液接触到一定量的丙肝病毒，且同时免疫系统没能及时的清除，导致丙肝病毒在体内复制造成的感染，而日常行为如拥抱、打喷嚏、咳嗽、吃饭等一般是不会感染丙肝的，但是共用剃须刀，美容工具，共用水杯等是存在传播丙肝的几率的。

另外性生活是夫妻之间必不可少的，如果夫妻之间一人是丙肝，发生没有安全措施的性行为，造成感染的几率是比较大的，因为人的体液中是含有丙肝病毒的，当另一方发生出血和黏膜破损时，感染的几率就增加了。因此如果夫妻一人是丙肝的话，一定要做好安全措施，例如使用安全套等。

丙肝没有预防性疫苗的使用，因此人体无法通过注射丙肝疫苗产生丙肝抗体，而导致了人们无法主动的进行预防丙肝，对于自我保护意识比较淡薄的孩子，对抗丙肝感染是非常差的，因此一定提醒大家的是，如果您身边有丙肝患者的家属和朋友，一定不要接触到对方的血液和体液，生活用品单独使用，定期高温消毒。

31 跟乙肝患者一起吃饭会传染上乙肝

认知误区

　　家中有乙肝患者,在一起吃饭生活会传染乙肝,一切用具都要严格分开,这样才安全。

正解与忠告

　　对于吃饭是否会传染乙肝这个问题,首先要了解不同病毒性肝炎的传播途径,目前国内外的有关指南共识等明确指出,乙型、丙型和丁型肝炎不经消化道传播,一般日常生活、学习和工作接触(包括吃饭)都不会传染这几种肝炎。

　　我们常说的具有传染性的肝炎包括甲型、乙型、丙型、丁型、戊型病毒性肝炎,每一种都有特定的传播方式,是可以通过不同方式来预防的。甲型病毒性肝炎可以通过吃饭经消化道传播,主要是由于进食了粪便污染的水源、食物、蔬菜、玩具等经粪口途径传播,而且在我国,大多数人在儿童或青少年时期就已经获得了隐性感染,从而获得了对甲肝的持久免疫力。戊型病毒性肝炎传播途径与甲型病毒性肝炎相似,晚期孕妇感染戊肝病毒后病死率较高。因此,从预防甲肝、戊肝或其他消化道传染病的角度来说,我们一定要注意个人卫生特别是饮食卫生,提倡分餐制,注意不要与患者共用餐具,家庭内应注意对餐具、茶具、毛巾、牙刷、牙缸和面盆等进行消毒,饭前、便前、便后要洗手,做到这些就可以很好的防护。

　　乙型病毒性肝炎和丙型病毒性肝炎主要通过血液传播,一般不会因为和肝炎患者一起吃饭传染,除非患者与健康人双方同时存在口腔黏膜破损才有可能被感染;主要经输血及血制品、破损的皮肤黏膜,静脉注射毒品或使用非一次性注射器或针头传播、母婴传播以及性传播(双方同时存在黏膜破损的情况下);日常生

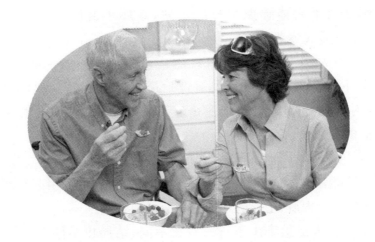

活接触、共同学习、工作或进餐是不传染的。尿液、汗液、泪液、乳汁等体液病毒含量也极低,蚊虫叮咬因血液暴露太微量,均不会传播乙肝和丙肝。预防乙肝最简便有效的方式就是注射乙肝疫苗,而丙肝尚缺乏有效的疫苗。

丁型肝炎只有在感染乙型肝炎的情况下才有可能感染。近年来,非传染性的肝炎也较为常见,如酗酒引起的酒精性肝损害,药物引起的药物性肝损害,自身免疫因素引起的自身免疫性肝炎或肝硬化,脂肪代谢紊乱引起的脂肪肝等,此类疾病无传染性,多与患者的饮食习惯、作息和机体代谢功能有关。了解以上知识,可以帮助患者更好地认识自身疾病,同时做好家庭防护。

32 丙肝比乙肝好治

认知误区

中国是乙肝大国,丙肝患者人数比乙肝患者人数少得多,说明丙肝比乙肝好治。

正解与忠告

事实上并不是这样的。丙肝和乙肝都属于病毒性肝炎,两种肝炎都是由于人体感染了病毒之后,破坏了肝脏细胞引起的炎症,均容易形成慢性肝炎。同时这些病毒的复制较强,有很强的传染性,因为病毒都存在于肝细胞内,而且病毒的外面包有一层蛋白质外壳,一般的药物不能有效地进入肝细胞并杀死病毒。所以说,丙肝和乙肝的治疗难度是差不多的,并没有绝对的哪一个更难治的说法。

丙肝患者如果能在急性发作期及时接受治疗,一般都可以痊愈。但是此时患者身体通常没有明显的症状表现,故没有引起注意。一旦发展为慢性丙肝,治疗的难度就会变得很大。

而乙肝病毒感染由于感染对象不同,结局也不同。

婴幼儿阶段感染乙肝病毒的感染者,由于其体内的免疫系统未发育完善,不能识别和清除乙肝病毒,却把"敌"当"友",与之长期"和平共处",发展成为慢性乙肝病毒感染者。随着年龄的增长,机体免疫系统识别出了"敌人",开始对感染乙肝病毒的肝细胞发动免疫"战争",因而造成肝细胞破坏,这个时期的感染者仍为乙肝"大三阳",病毒复制量也很高,但低于免疫耐受期,此时称为免疫清除期,也是我们治疗乙肝的最佳时机,治疗效果相对其他阶段更为理想。

成年期与幼儿期感染乙肝病毒后的发展是不同的。随着年龄的增长,机体免疫系统会逐渐发育完善。这时,乙肝病毒浸入机体的情况就不同了,免疫系统会立刻发现并识别入侵的乙肝病毒,同时会自动生成乙肝病毒表面抗体。如果感染的乙肝病毒量较多,免疫系统就会在清除病毒同时引起较多的肝细胞破坏,并出现明显的肝炎症状,这就是我们说的急性乙肝,如果能够及时治疗是可以很好的控制病情的;如果感染的乙肝病毒量较少,人体可能在不知不觉中就清除了乙肝病毒,在进行乙肝五项检测时,只能检测出体内的乙肝病毒抗体。

丙肝和乙肝的治疗难度是差不多的,并没有绝对的哪一个更好治、哪一个更难治的问题。无论乙肝患者还是丙肝患者均应及早到正规的感染病专科或医院治疗,以便早日康复。

33 乙肝小三阳不会出现肝损伤

？认知误区

很多乙肝小三阳患者认为自身的病情比较轻,不会出现肝损伤。

正解与忠告

事实上,不少乙肝"小三阳"患者的肝脏也会受到损伤,那乙肝"小三阳"患者为什么会出现肝损伤? 具体来说,有如下几方面的原因:

(1)所谓"小三阳"是指乙型肝炎患者体内乙肝病毒免疫学指标中乙肝表面抗原、e抗体和核心抗体三项阳性。在 HBeAg 阴性期,绝大多数患者处于非活动性、病毒低复制状态,即非活动性 HBsAg 携带者,这类人群 HBsAg 阳性,HBeAg 阴性或者 e 抗体(HBeAb)阳性,ALT 持久正常,血清 HBV-DNA 水平很低或不可测,肝活检显示肝脏炎性坏死程度极微或无炎性坏死,肝纤维化程度通常为极微到轻微。处于此期的患者基本没有传染性,但还存在病情反复的可能,故应该定期随访。而部分 HBeAg 阴性患者会发展为免疫激活状态(HBeAg 阴性慢性乙型肝炎),表现为持续或短暂的 ALT 升高以及高血清 HBV-DNA 水平,此时往往为慢性乙肝病毒感染的后期,如果患者不及时进行抗病毒治疗,当患者机体的免疫系统与乙肝病毒进行对抗的时候,就会对肝脏造成损伤,导致病情恶化。

(2)人们服用的药物都需要经过肝脏进行代谢,乙肝"小三阳"患者如果在治疗的过程中盲目用药,会加重肝脏的负担,造成肝脏出现损伤。

(3)乙肝"小三阳"患者如果没有养成良好的饮食习惯,长期饮酒,食用辛辣、油腻、有刺激性的食物,会给肝脏带来很大的负担,长此以往,就会对肝脏造成严重的损伤。

(4)乙肝"小三阳"患者如果工作繁忙,经常熬夜,导致睡眠不足,疲劳过度,会引起肝脏供血不足,肝细胞营养不良,致使已受损的肝细胞难于修复并加剧恶化,从而引起肝损伤。

34 乙肝患者肝功正常代表没有肝损伤,不需要治疗

❓ 认知误区

部分乙肝患者认为只要肝功能正常,自己的肝脏就是健康的,不存在肝损伤,就不需要治疗

正解与忠告

乙肝患者肝功能正常并不能代表肝脏就是健康的。乙肝是一种由乙肝病毒感染引起的主要对肝脏造成损伤的疾病。乙肝病毒在进入人体后会对肝脏造成损伤,不过由于肝脏的再生能力强,较小的损伤并不会影响肝功能,所以肝功能正常的乙肝患者也会存在肝脏损伤。乙肝患者肝功能检查正常,并不代表患者的肝脏组织结构都正常,并不意味着肝脏没有问题,而是代表目前的肝脏功能可以负荷目前的体内代谢,很多所谓肝功能正常的乙肝病毒携带者实际上已是患者,尽管他们表面上如同健康人一样,但他们的肝穿刺标本显示已有炎症病理改变及纤维化改变。有炎症就有纤维化,炎症不控制,纤维化程度就会加重,就会有进展至肝硬化的可能,因此即使肝功能正常的乙肝患者也是存在肝损伤的。

乙肝患者应全面检查肝功能和乙肝病毒 DNA 定量(HBV - DNA),必要时还需要行肝脏活组织病理检查来了解肝脏的损伤情况,根据具体的病情进行治疗用药。如果不及早采取必要的治疗措施,阻止乙肝病毒的发展和传播,一旦病情恶化会向肝硬化、肝

癌发展,导致治疗难度大大增加,严重威胁生命,也给家庭带来沉重的经济负担和精神负担。

综上所述,乙肝患者肝功能正常并不代表肝脏就没事了,也是有可能会受到损伤的,所以乙肝患者要定期到正规的肝病医院或者感染科进行科学全面的检查,这样才能在发现情况异常时能及时采取相应措施,避免病情加重对患者造成更大危害。

35 乙肝患者长期口服保肝药,有益无害

认知误区

不少乙肝患者,不论自己病情轻重,总喜欢长年累月吃点"保肝药",自认为既然是保肝药,长期坚持服用有益无害。

正解与忠告

这种观念是错误的,切勿"治标不治本",乙肝治疗抗病毒最关键。所谓"保肝药",是指能够改善肝脏功能,促进肝细胞再生,增强肝脏解毒能力的药物。保肝药主要起辅助治疗作用,并非根本性治疗措施。如果保肝药使用不当,例如不对症、疗程过长、剂量偏大都会有害无益,甚至加重肝脏的负担。所以保肝药应该在医生指导下使用。

此外,保肝降酶的药物虽使转氨酶降的速度比较快,但是无法有效抑制患者体内的病毒复制,可谓治标不治本。在没有查清原因的情况下,单纯使用降酶药有可能掩盖疾病的真相。即使已经确诊为慢性乙型病毒性肝炎,单纯降酶而不抗病毒治疗,也只会造成转氨酶正常的假象,乃至延误治疗。

乙肝治疗要治本,抗病毒治疗是关键。《中国乙肝防治指南》明确指出,正规抗病毒治疗药物目前有两大类:一类是干扰素;另一类是口服抗病毒药物(核苷类似物),如拉米夫定、阿德福韦酯、恩替卡韦、替比夫定等。乙肝患者在长期治疗过程中,应坚持使

用能明确降低肝硬化、肝癌发生风险的、副作用较少的、经济负担轻的抗病毒药物。乙肝患者服用护肝药只是起到辅助治疗作用，乙肝患者需要及时进行定期复查，随时了解病情，当发现出现恶化的征象时，需要及时的进行抗病毒治疗。

36 乙肝患者口服抗病毒药物治疗中出现耐药意味着病情加重了

认知误区

部分慢乙肝患者认为，在口服抗病毒药物过程中，一旦出现乙肝病毒耐药变异，就意味着病情加重，无药可医了。

正解与忠告

耐药可防可治，无需过度恐惧。

预防乙肝病毒的耐药可从以下几方面进行：

（1）在进行抗病毒治疗前严格把握抗病毒治疗的基线水平，对于未到达抗病毒治疗基线要求的患者不得随意启动抗病毒治疗；

（2）抗病毒治疗启动前可行乙肝病毒耐药检测，科学诊断出患者对哪种药物比较敏感，从而选择最适合的治疗药物，避免选择不当增加乙肝病毒变异耐药的风险；

（3）乙肝患者应严格在医生指导下规范用药，不可滥用药物；即使已经初见效果，也应进行巩固性用药；

（4）在治疗期间要定期去正规的肝病医院进行检查，时刻监控病情的发展，防范严重不良事件的发生。最后把握好最初治疗的 24 周，可主动管理耐药。

乙肝患者应该认识到，即使发生耐药，抗病毒治疗也能有效延缓疾病进展。治肯定比不治强。据全球大规模的研究证实，通过 3

年抗病毒治疗,可以使疾病进展的风险减少 55%,肝癌发生的风险减少 51%。即使耐药,其治疗效果依然明显高于不治疗的效果,依然可降低肝硬化、肝癌发生率。

耐药并不是乙肝治疗的难题。患者完全没有必要因为害怕耐药的发生,而拒绝口服抗病毒药物治疗。乙肝患者通过坚持随访,医生能够尽早发现耐药端倪,尽早有效预防和管理耐药。根据临床经验,24 周(半年)是治疗关键时间点。目前对于耐药管理,加药优于换药,即在 24 周发现有耐药迹象时,加用无交叉耐药位点的药物联合治疗,不仅可在耐药发生前"防患于未然",且能大大提高治疗效果。

慢性乙肝治疗是场持久战,不能求胜心切,否则欲速则不达。《中国乙肝防治指南》目前对口服核苷(酸)类似物疗程的建议是:"大三阳"患者至少治疗 24 个月,"小三阳"患者还没有明确的停药指标,但至少需要 30 个月甚至更久。

37 乙肝患者肝功正常就不会发生肝癌

认知误区

很多人认为,当肝功能的各项指标都是正常的时候,肝脏就没啥问题了,肝癌就更不会找到我们。

正解与忠告

其实,肝功能检查正常并不能代表我们就没有肝癌这些问题。

肝功能检查只是探测肝细胞损害、了解肝功能基本情况、保障肝脏的正常运行的一种手段。对没有肝炎的正常人来说,以上这项检查是可以了解肝脏正常与否的标准。

但对于患有肝炎或有肝炎病史的人来说,这项检查已经不能够全面体现肝脏健康状况了。从临床来看,有的肝癌晚期患者,在癌细胞已经扩散转移、满肚子腹水的情况下,肝功能也可正常。

肝脏是非常坚强的一个脏器,具有很强大的再生能力和储备功能。据专家介绍,有人做过实验,一只被切掉 2/3 肝脏的小白鼠,3 个月后,它的肝脏可恢复正常大小。所以,即使肝脏已经被肿瘤侵蚀过半,但只要肝脏 1/3 的肝细胞在正常运转,就不会影响身体代谢,肝功能化验也就不会显示明显异常的。

也就是说,如果患者发生肝癌时,只要没有合并活动性肝炎,那么肝功能检查的指标就可以是正常的。只有肝癌发展到晚期,肿瘤侵犯了大量的肝实质,肝脏已经失去了代偿功能,或者肝癌形成癌栓,阻断了门静脉血流,或者压迫了胆管,才会出现肝功能异常。

因此,我们不能将肝功能检查与肝癌混为一谈,觉得肝功能正常了就万事大吉了。实际上,真正能够检查肝癌的指标为 AFP,但其准确率也没有达到特别高,还应该辅以相应的如 CT、PET/CT 等检查才能诊断肝癌。

38 甲肝无法预防

认知误区

甲肝感染人数多,生活中无法预防。

正解与忠告

甲型肝炎(简称甲肝)是由甲型肝炎病毒引起的一种以肝脏损害为主的肠道传染病。我国人群的甲型肝炎的感染率很高,严重危害人们的身体健康。通过严格把好"病从口入"关及注射甲肝疫苗,是可以有效预防的。

甲肝以"粪-口"途径传播。患者的粪便、尿、呕吐物污染周围环境、食物、食具、水源或人的手后未经消毒而感染其他人。甲型肝炎目前尚无特效药物治疗,主要是对症治疗,注意休息,辅以适当饮食和药物,因此做好预防工作尤为重要。

预防"甲肝"关键在于把好"病从口入"关。具体做法是:不喝生水,不吃未煮熟的河鲜或海鲜,不吃被苍蝇、蟑螂叮咬过的食品,生吃的瓜果要削皮再吃;饭前便后要洗手;餐具要消毒;灭蝇灭蟑螂以及做好肝炎患者粪便的消毒,防止其污染水源等;对肝炎患者要严格进行隔离治疗,待无传染性后方能回家休养治疗。

甲肝有明显的季节性,以早春和秋冬季节发病率最高。对甲型肝炎的预防,除把好饮食关及不与甲型肝炎患者密切接触外,还可以注射甲肝疫苗。凡1岁以上未患过甲型肝炎但与甲型肝炎患者有密切接触的人,以及集体单位的易感人群可接种甲肝疫苗。

39 戊肝和甲肝一样是可以自愈的,无需紧张

❓ 认知误区

戊肝感染人数没有甲肝多,即便感染了也可以自愈,得了也不怕。

正解与忠告

临床观察发现,戊肝发病年龄大多为 15～49 岁,儿童发病率较低,而孕妇的发病率则较高。一般患者病死率为 2.7%～4.0%,孕妇感染戊肝病死率可高达 10%～40% 左右,死胎率亦较高。而老年人感染戊肝后黄疸发生率比较高,并且会出现合并症,以及发生重型肝炎的比例高,从总体上说死亡率也较其他年龄组高。戊肝根据临床表现一般分为急性黄疸型、急性无黄疸型、急性重型和淤胆型四种。

戊肝除了出现乏力、食欲减退、恶心、呕吐外,肝区疼痛、叩痛

也较为常见,转氨酶升高,肝脏受损。急性黄疸型戊肝患者还会出现尿黄、眼睛黄、皮肤黄,血中胆红素也明显升高。重症戊肝患者甚至可以发生肝昏迷、肝功能衰竭、弥漫性血管内凝血等危及生命的并发症。

戊肝患者确诊之后,一定要及时的到正规的肝病医院进行隔离治疗。同时患者还要注意个人卫生,饮食和休息方面也要特别注意,保障充足的休息时间,饮食上宜以清淡易消化的食物为主,尽量的减轻肝脏代谢负担。

40 孕妇感染戊肝和正常人一样,无需特别关注

认知误区

一般正常人感染戊肝很快就会痊愈,所以孕妇感染戊型肝炎也无需太紧张。

正解与忠告

这个概念是完全错误的。

戊型肝炎是一种由戊型肝炎病毒引起的、以经消化道传播为主的急性传染性肝炎。从我国肝炎的流行病学调查来看,甲型肝炎多感染 35 岁以下的青年人,而戊型肝炎多感染 35 岁以上的成年人甚至老年人。

妊娠合并戊型肝炎危害相当严重。有报告显示,妊娠戊型肝炎重症病例高达 25% 至 30%。产妇往往在分娩或流产后病情立即恶化,或分娩前一天病情急剧恶化,迅速发生肝性脑病,导致肝功能衰竭,病死率很高,死胎率亦高,应该引起高度重视和积极干预。

由此看来,孕妇预防戊肝应列为围产期保健的重要内容。

41 甲肝比戊肝严重

认知误区

虽然都是粪-口传播疾病,但甲肝感染人数多,曾在上海有过大流行,显然比戊肝严重得多。

正解与忠告

戊型肝炎与甲型肝炎有许多不同之处。80％以上的甲型肝炎患者在发病的初期都有发热,体温常高达 39℃以上。而戊型肝炎只有一半的患者出现发热,一般体温在 38℃至 39℃之间;戊型肝炎的消化道症状也较轻,多数患者有食欲减退,但很少出现甲型肝炎患者中常见的呕吐、厌油腻甚至滴水不进那样严重的消化道症状。

戊型肝炎在老年人和孕妇中死亡率都高。主要表现在有明显的黄疸,且黄疸期长。在恢复期,残留的黄疸不易消退,常发生胆管炎、胆囊炎等合并症;戊型肝炎患者肝脏的病理损害较甲型肝炎明显,恢复缓慢,病程也较长,至少 2 个月,多为 3 至 4 个月甚至超过半年;由于病程迁延,肝脏功能不易恢复,患者常出现血浆白蛋白降低和白蛋白、球蛋白比例倒置现象,凝血酶原活动度小于 40％者也不罕见,其血清胆红素升高水平和持续时间均长于甲型肝炎;在戊型肝炎患者中,亚急性重型和急性淤胆型等较重的临床类型比其他肝炎更多见,常表现为皮肤瘙痒和大便灰白色。戊型肝炎的病死率高出甲肝数十倍,达到 2.5％至 5％,而甲型肝炎病死率为 0.1％。由此可见千万不要以为戊型肝炎比甲型肝炎轻。

42 丙种球蛋白可预防戊肝

认知误区

戊肝没有有效的疫苗,打丙种球蛋白可以增强免疫功能,预防感染戊肝。

正解与忠告

丙种球蛋白是一种被动免疫疗法,它是把免疫球蛋白内含有的大量抗体输给受者,使之从低或无免疫状态很快达到暂时免疫保护状态。抗体与抗原相互作用可直接中和毒素,杀死细菌和病毒,因此免疫球蛋白制品对预防细菌、病毒性感染有一定的作用,对预防或减少甲型肝炎的发生有效果。但戊型肝炎流行时,使用丙种球蛋白预防被证明无效。正常人血清中缺少戊型肝炎特异性抗体,所以无保护性作用,戊肝也缺乏有效的保护性疫苗,那么如何预防戊肝呢?

戊型肝炎的预防主要靠搞好饮食卫生等综合性预防措施,把住"病从口入"这一关很关键,包括:加强饮用水卫生管理,保护水源,改善供水条件,保证安全用水;加强环境卫生监督和食品卫生监督,改善居住条件,合理处理人畜禽粪便,防止粪便污染水源和周围环境;加强卫生宣传教育,养成良好的卫生习惯,提倡喝开水,不喝生水,加工猪肉、海产品时要做到生熟分开,不要食用半生不熟的毛蚶和海蟹等贝壳类水产品。

因此注射丙种球蛋白是没用的。预防戊肝还得谨防"病从口入"。

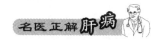
43 减肥药不会导致肝损伤

认知误区

　　爱美是人的天性,而"骨感美"一直是推崇的时尚,许多人为了追求此种美而疯狂减肥,减肥药是首选的减肥手段,方便而且很安全,对肝肾都没啥影响。

正解与忠告

　　部分减肥药对肝脏是有损伤的。事实上,每年因滥用减肥药而导致肝脏损伤的患者不在少数,因为不少减肥药都含有干扰脂肪代谢的成分。减肥药中有一种有效成分叫做"奥利司它(orlistat)",是一种脂肪酶抑制剂。它通过干扰脂肪消化、抑制脂肪吸收来减少热量摄入,从而实现减肥。科学论文中有服用6到12个月减掉2.9公斤的报道。但是,抑制脂肪吸收的同时,脂溶性的维生素(比如维生素 A、D、E、K 等)的吸收同时受到抑制,常见的副作用有腹泻、腹胀、排便不规律、腹痛以及消化不良等。

　　减肥药本身或代谢产物可直接对肝有毒性作用,造成药物性肝损害,出现肝区不适、腹胀、转氨酶增高、黄疸等症状。若得不到及时有效的治疗,继续服用减肥药,症状可能加重,最后可能发展成急性肝功能衰竭等更危险的疾病。

44 只有输血才会感染丙肝

认知误区

　　丙肝都是输血得的,不输血就不会得丙肝

正解与忠告

　　输血的确是丙肝的主要传播途径,但不是全部,还有其他传播方式。

丙肝是丙型病毒性肝炎的简称,传播途径较多,血液传播是其最主要的途径。

(1)输血、血制品及一些没有严格消毒的手术都可以感染丙肝。血液来源不清或者采用非法途径获得的血,如果没有经过严格的检查,那么就能成为丙肝的传播途径,使得感染丙肝病毒的危险性大大增加。因为丙肝病毒在正常人群中的感染率是比较高的。此外,共用剃须刀和牙刷等卫生物品,尤其是未通过严格杀毒的理发用品以及文身、文眉、文眼线、美容、穿耳环孔等均是丙肝病毒隐秘的经血液传播办法。

(2)母婴传播。丙肝病毒母婴传播的时机主要在出生时或哺乳期。假如怀孕的母亲携带丙肝病毒,那么在分娩的过程中,婴儿接触了母亲的血液,也会感染丙肝病毒。

(3)药物滥用和注射毒品。假如注射的针头被其他人使用过,上面附着有其他的人的血液,假如那个人刚好携带丙肝病毒,那么自己便很容易会被传染上丙肝病毒。注射毒品和药物滥用的人群的丙肝病毒感染率要比正常人群高很多。而避免这种丙肝的传染途径的方法,便是不要共用针头。当然,最彻底杜绝这种丙肝的传播途径还是彻底戒除这些恶习。

(4)性传播。假如对象是丙肝病毒携带者或丙肝病毒患者,在没有做好安全措施的情况下,便会很容易感染丙肝病毒。

(5)长期肾透析也是一种丙肝的传播途径。尿毒症的患者由于长期需要透析来维持机体正常功能。假如共用的肾透析机器没有经过严格处理而残留了其他人的血液,那么在接受治疗的过程中,也会很容易受感染丙肝病毒的。

因此当接触上述途径时均有感染丙肝病毒的可能。

45 有毒的药物才会损伤肝脏

有毒的药物才会损伤肝脏,对肝脏无毒副作用的药物可以放心大胆服用。

正解与忠告

药物诱导的肝损伤可以是直接药物毒性所致,更可能是免疫介导的损伤或药物代谢的酶的异常所致,所以上述观念是错误的。

药物性肝损伤的发生除了与个体的性别、年龄、营养状态、肝脏基础疾病、混合用药种类、饮酒等影响因素有关外,还与个体的遗传因素密切相关。由于药物性肝损伤可能是急性发病,也可能是隐匿性发作,患者接触可疑药物后,发病前通常有一定的潜伏期,时间可为数天、数周或数月。因此,对于大多数药物来说,几乎无法确知药物性肝损伤的确切时间点。一般而言,常规肝功能检查中的酶学指标活性增高,可反映肝损伤的存在的信号。药物性肝损伤一般可分为急性和慢性。急性药物性肝损伤通常是第一次发病,肝功能异常持续在半年以内;发病2次以上或肝功能异常持续半年以上则为慢性药物性肝损伤。由于药物性肝损伤的临床表现不仅呈多样性,而且缺乏特异性,因此临床诊断无统一的标准,必要时要根据肝组织的病理诊断加以证实,若能够早期识别,停药后,病变常可逆转。

引起药物性肝损害的药物种类相当广泛,中西药物中都有不少药物有肝毒性,西药最为常见的有:抗生素类,如抗结核药物利福平、异烟肼等;大环内酯类药,如红霉素、螺旋霉素等;四环素类等等;解热镇痛药物:阿司匹林、保泰松等;抗精神病药物:氯丙嗪、奋乃静;抗抑郁药物:阿米替林;抗癫痫药物:丙戊酸钠;镇静药:苯巴比妥等;抗甲亢药物:他巴唑、甲亢平、丙基硫氧嘧啶等;

抗肿瘤药物:丝裂霉素、更生霉素、环磷酰胺等;降糖药物:优降糖、拜糖平等;心血管用药:异搏定、安搏律定等;中药包括何首乌、青黛、川楝子、山豆根、山慈姑等。

如何预防药物性肝损伤呢?要知道哪些用药规范?

(1)应避免随便吃药:滥用药物会加重肝脏负担,从而导致肝损伤。

(2)应避免中西药混合服用:某些中药和西药混合服用,其成分会发生反应,从而导致肝损伤,引发不良后果,因此建议大家服用时应把中药和西药分开、分时来用。

(3)应避免服用来路不明或未经审批的西药:应避免服用未注明厂家、药品批号、药品日期及有效期的药品,以免损伤肝脏。

(4)应避免服用偏方中药、中成药:有些患者患病后不去正规医院治疗,而是轻信偏方,而引发不良后果。

(5)应避免使用过期药物:过期药物很可能会含有某些有害物质,而对肝脏造成损害,因此大家应避免使用过期药物。

(6)应避免随便增加药物的剂量:所有药物都是通过肝脏代谢、解毒,适量的药物一般不会引起肝损伤,但如药物过量就会加重肝脏负担,损伤肝脏。

(7)肝功能不全者应慎用药物:药物是通过肝脏代谢的,如本身肝脏功能已受到损伤的话,用药不慎会加重肝损伤,所以肝功能不全者应慎用药物。

46 慢性乙型肝炎最重要是保肝,无需抗病毒治疗

认知误区

慢性乙型肝炎患者的治疗,最重要是保肝降酶,只要保持肝功正常就行,无需抗病毒治疗。

正解与忠告

乙肝病毒是导致慢性肝炎进展、肝功能失代偿、肝硬化和肝癌发生的主要原因,因此除了"保肝降酶"之外,抗病毒治疗是控制病情进展的最重要环节。我国每年有近 28 万人死于肝硬化、肝癌等肝脏相关疾病,其中多数是因为病毒性肝炎而导致。乙肝病毒感染者的肝癌发生率是非感染者的 100 倍,而病毒载量越高,发生肝癌等不良结局的可能性就越大。

我国乙肝防治指南明确指出,慢性乙型肝炎的治疗方案主要包括抗病毒、免疫调节、抗炎抗纤维化治疗,其中抗病毒治疗是关键,只要符合适应症,且条件允许就应该进行规范的抗病毒治疗。长期规范的乙肝抗病毒治疗可以延缓疾病进展,降低肝硬化进展和肝癌的发生,从而提高患者生活质量,让患者生活更轻松。使用一些降低转氨酶类的药物,表面看来取得近期治疗效果,但就像发热打退热剂,腹痛用止痛针一样,没有解决根本的问题,而且有可能延误病情。

47 慢性乙型肝炎抗病毒治疗只要复查病毒定量转阴,就可以停药

认知误区

慢性乙型肝炎使用抗病毒治疗,只要测到病毒定量低于检测下限,就可以停药。

正解与忠告

目前慢性乙型肝炎抗病毒治疗的方案有干扰素和口服核苷(酸)类似物两大类,经过规范化的抗病毒治疗后部分患者乙肝病

毒定量可以低于检测下限，"测不到了"，但是实际乙肝病毒在体内非常难以清除，不管是使用干扰素治疗还是口服核苷（酸）类似物治疗都有一定的疗程，盲目停药可能导致病毒再次"反跳"产生严重后果。尤其是核苷（酸）类似物要求在临床医生的指导下长期服用，并定期检测，根据患者的情况及检测结果调整疗程及治疗方案，长期的病毒抑制才能延缓及阻止病情的进展。

48 只有"大三阳"才需要抗病毒治疗

认知误区

只有"大三阳"传染性强，才需要抗病毒治疗，"小三阳"一般没事，不用治疗。

正解与忠告

国内外肝病专家共识明确指出，对慢性乙型肝炎患者进行抗病毒治疗，持续抑制病毒复制，是阻止疾病进展的关键。慢性乙肝肝炎患者只要有适应症，都应考虑进行抗病毒治疗，临床上能检测到有乙肝病毒复制指标，并且转氨酶较正常值上限 2 倍以上升高为治疗时机。对于一般老百姓俗称的"小三阳"，其实专业上说应该叫做 e 抗原阴性的慢性乙肝，这部分患者如果仍然能检测到乙肝病毒复制，一般认为是病毒变异所致，这种变异的病毒不易被免疫系统识别，清除起来也更困难，因此更应该积极进行抗病毒治疗，因为 e 抗原阴性的慢乙肝与真正的"大三阳"即 e 抗原阳性的慢乙肝相比，虽然病毒载量往往较低，但实际肝组织内病变却更为严重，即使经过有效治疗，停药复发率也更高，因此这部分的"小三阳"患者较"大三阳"患者更难治疗，而且需要长期治疗。

49 肝硬化不需要抗病毒治疗

❓ 认知误区

慢性乙型肝炎才需要抗病毒治疗；已经肝硬化了，就应该以保肝为主，不需要抗病毒治疗了。

📋 正解与忠告

慢性乙型肝炎的治疗目标在于最大限度地长期抑制乙肝病毒复制，减轻肝脏炎症及纤维化程度，从而延缓和减少肝硬化及其并发症甚至是肝癌的发生。

我国大多数肝硬化患者都发生在慢性乙型肝炎的基础上，对于已经发生肝硬化的患者，抗病毒治疗就更为关键，乙肝病毒的存在就是疾病进展的根源，而持续的高病毒载量使患者存在疾病进展的风险，并且病毒载量越高风险越大，乙肝病毒载量的高低与肝功失代偿及肝癌发生直接相关，持续有效抑制病毒则可以延缓肝硬化进展以及减低肝癌的发生。

50 慢性乙型肝炎转氨酶正常，均不需要抗病毒治疗

❓ 认知误区

慢性乙型肝炎只要转氨酶正常，预后较好，也不需要抗病毒治疗。

📋 正解与忠告

慢性乙型肝炎一般治疗指征除了有活动性的乙肝病毒复制，还要求患者处于免疫活动期，即谷丙转氨酶（ALT）水平升高达到正常值上限的2倍以上。但目前发现，在持续ALT正常的慢性乙型肝炎患者中，有相当一部分有肝内病变（炎症活动或肝纤维

化),ALT 正常者并非预后都好,肝组织仍可有持续炎性病变,因此不是只要 ALT 正常就不需要抗病毒治疗,必须结合患者具体情况综合考虑,最好能做肝组织活检明确肝内病变以判断是否给予抗病毒治疗,尤其是对于年龄超过 40 岁的患者。

51 慢性乙型肝炎抗病毒的药物副作用大

认知误区

慢性乙型肝炎抗病毒治疗的药物副作用都很大,最好不要使用,更不能长期使用。

正解与忠告

慢性乙型肝炎的抗病毒方案有两种,干扰素以及核苷(酸)类似物。干扰素的不良反应比较常见,有的还比较重,使有些患者望而生畏或不能坚持疗程,但干扰素有其独特的治疗优点以及良好的治疗前景。因此仍在慢性乙肝的抗病毒治疗中具有不可替代的地位。目前干扰素用于临床治疗慢性乙型肝炎已经超过 20 年,对于其不良反应临床医生已经有了充分的了解以及丰富的经验,只要在治疗前对患者进行充分评估及选择,治疗中注意监测,大部分的不良反应可以减轻或防止,大多数患者都能耐受而不发生严重后果,并从治疗中获益。而核苷(酸)类药至今已用于临床 10 余年,具有给药方便、适应症广、接受度高以及不良反应少等优点,全球数千万的患者在使用核苷(酸)类药物治疗的经验表明该类药物安全度相当高。

52 中医药能抗乙肝病毒

认知误区

治疗慢性乙型肝炎,可以靠中药抗病毒。

正解与忠告

中华民族繁衍生存五千年，祖国医药是我们的宝贵财富。中医药能缓和病情，又比抗病毒药物价廉，在过去没有抗乙肝病毒药物的年代，中医药曾经发挥过一定的作用，现在也可能继续发挥一定的作用。

然而，中医药虽然对慢性乙型肝炎的降酶和保肝、对肝硬化腹水的治疗有其独到之处，但是目前还没有确切具有高效抗乙肝病毒的中药、方剂或中医的治疗方案。而且，由于中医药对慢性病有很好的症状调理和降酶效果，患者对中医药又极度信服，自觉效果常常较好，往往会掩盖病变的进展，耽误病情。长期用中药治疗，即使能维持肝功能正常，但由于病毒持续复制，病变仍然可以潜在进展。当前经过实验研究和临床试验，并经管理部门批准的只有干扰素和核苷（酸）类药两类。规范的抗病毒治疗才是阻止慢性乙型肝炎病情进展的关键所在。

53 偏方治大病

认知误区

慢性乙型肝炎不用长期吃抗病毒药物或打针治疗，可以采用一些偏方。

正解与忠告

偏方由中药组成，多出自民间，主创人员未必都有合法的执业医师资格，偏方多秘而不宣，药物组成不详，未经药监部门审核，也无批准使用文号。偏方被青睐是由于传说。其实，这些病例疗效多不可靠，或凭空而造；或无权威医院验证；或系部分自愈病例；或属误诊或假阳性病例。在临床中，常见到大量因为使用偏方导致病情加重或恶化的情况，甚至肝坏死，影响生命，丧失治疗最佳时机。

54 慢性乙型肝炎不用去医院,按广告吃点药就行了

认知误区

慢性乙型肝炎不用去医院看病,不痛不痒的,按广告吃点药就行了。

正解与忠告

目前广告中治疗乙肝的药物多系中药复方制剂,患者往往被广告宣传内容中的拔高或夸大用语所蒙骗。看到出现在电视、报刊上的乙肝药物广告后,其实是肝炎辅助用药,不要轻易使用,详细咨询正规医院后再说。偌大的肝病患者群自然会产生一大批吃"肝"饭的医药市场。随便翻开一份报纸或杂志都会充斥着大量的广告。真那么显效吗?答案不言而喻。

55 慢性乙型肝炎抗病毒治疗的目的是"两对半"转阴

认知误区

慢性乙型肝炎抗病毒治疗的根本目的就是为了让"两对半"转阴,才算稳定,要不然就是没达到效果。

正解与忠告

乙型肝炎病毒在体内非常难以彻底清除,即使经过规范治疗,在常规检查测不出乙肝病毒,但在肝组织内仍可检测到。因此,慢性乙型肝炎的治疗目标并不是完全清除病毒,当然更不是让所有的相关指标都转阴,而是最大限度的长期抑制病毒复制,从而达到控制病情进展的目的,延缓和减少肝功能失代偿、肝硬化、肝癌的发生,从而改善生活质量和延长存活时间。

56 慢性乙型肝炎病毒定量高就应该马上治疗

认知误区

转氨酶正常的乙肝患者身体内也有乙肝病毒,即使没有明显症状,也没有必要应用抗病毒药物控制病情。

正解与忠告

对于大多数慢性乙型肝炎患者,抗病毒治疗是必需的。但并不能盲目治疗,因为目前的抗病毒方案并非 100% 有效,而且核苷(酸)类药物还存在耐药的问题。确定抗病毒治疗适应症需要考虑乙肝病毒感染自然史、抗病毒治疗效果及卫生经济学等多种因素。无明显炎症坏死和纤维化的免疫耐受期患者肝脏疾病进展很慢,且现有抗病毒治疗措施对该期患者远期疗效不佳。故国内外主要指南均将抗病毒治疗的主要适应症规定为疾病进展较迅速的免疫清除期或再活动期的慢性乙肝患者及肝硬化患者。

57 核苷类似物使用中会发生耐药,不如不治

认知误区

慢性乙型肝炎使用核苷(酸)类药物治疗中均存在耐药问题,而一旦耐药可能产生严重后果,不如不治疗,等待更好的药物出现。

正解与忠告

因为乙肝治疗是一个长期的过程,长期用药必然带来耐药性的问题,这是目前不可避免的一个问题,也是慢性乙肝患者实现治疗总体目标路上的绊脚石。但是还应该看到的是更多的患者在长期的核苷类药物使用中收益,有效延缓了病情的进展,有效

减低肝硬化以及肝癌的发生率。因此,担心存在耐药就不治疗无异于"因噎废食",正确的态度是选择有经验的专科医生,根据患者情况选用低耐药的药物治疗,加强抗病毒治疗过程当中耐药的检测和监测,通过沟通教育提高患者依从性,从而达到预防耐药,及时发现、及时处理耐药,争取使患者在长期的抗病毒治疗中最大获益。

58 慢性乙型肝炎抗病毒治疗可以用"升阶梯"式的治疗方案

? 认知误区

乙肝治疗应该使用"升阶梯"式的治疗方案,先用有一定降病毒能力的药,再使用强效的抗病毒药。

正解与忠告

首先要更正的是:乙肝治疗不存在"升阶梯"治疗的说法!对于慢性乙肝的治疗,初治选药最关键。在初治患者中使用有一定抗病毒能力、高耐药的药物,容易产生病毒反弹。而耐药发生后,由于存在药物间的交叉耐药,会为后续治疗带来极大困难,导致病情反复、病程恶化等不良后果,到这时即使再增加药量或换药,不但治疗成本大幅增加,而且疗效也没有在初治时就选择降病毒能力强和低耐药的药物效果好。只有在初始治疗时就选择既强效又低耐药的抗病毒药物,才能保证乙肝治疗的长期有效,而总体的治疗费用不会增加。

59 感染丙肝,只要肝功正常就不用抗病毒治疗

? 认知误区

丙肝抗体阳性,没有自觉症状,肝功正常,不用治疗。

正解与忠告

由于丙肝病毒对肝脏的损伤隐蔽,不少丙肝病毒感染者的肝功能检查正常,容易被漏诊。加上丙肝的症状不太明显,使人们忽视就诊,耽误治疗。应该重视的是一旦感染丙肝病毒后,转化成慢性肝炎的几率明显高于乙肝病毒,50％～85％感染丙肝病毒后会发展成慢性肝炎。而且丙肝的病程发展比乙肝要快,通常发展成晚期肝病的时间为 10～30 年,而乙肝为 30～40 年。因此,当前医学界认为,只要确认感染了丙肝病毒,不论肝功能正常与否,只要有病毒复制,都适合进行抗病毒治疗。需要指出的是丙肝经过抗病毒治疗是可以治愈的。

60 慢性乙型肝炎抗病毒治疗有效只需坚持吃药,无需定期复查

认知误区

慢性乙型肝炎患者使用抗病毒治疗后,只要病情稳定,坚持吃药就可以,不需要再定期复查了。

正解与忠告

慢性乙型肝炎病毒在体内非常难以真正"完全清除",因此慢性乙肝是一种持续进展、易反弹、高复发的疾病。不论是曾使用干扰素或核苷(酸)类似物抗病毒治疗有效后停药的,还是正在使用核苷(酸)类似物抗病毒治疗的患者,均应该定期复查。

停药后的患者需要定期复查以观察病毒是否出现反跳,如果有病情反弹的迹象,要尽早采取治疗措施,这样才能使慢性乙肝病情得到控制,避免严重后果。而在治疗过程中,首先需要通过检查相关指标,了解病情是否得到了控制、是好转了还是恶化了。

如果不及时检查,即使病情恶化了可能也不能及时发现从而失去治疗时机。其次,在慢性乙肝的治疗中,可以通过检测某些特定时间点的乙肝病毒DNA、乙肝"两对半"水平的变化来评估应答,预测疗效,从而指导以后的治疗方案以及确定停药时间;最后,要保证治疗期间良好的用药安全性,患者除了按照医嘱服用药物外,应该定期复查,听从医嘱,避免出现严重的不良反应。因此,对于慢性乙肝的治疗,坚持服药和定期复查都至关重要,坚持服用药物是防止病情复发、降低乙肝病毒耐药性、早日实现治疗目标的有效途径。而定期复查则对治疗方案的及时调整、疗效的早期预测和患者用药安全的保障方面,具有重要的指导意义。

61 肝硬化患者都应该加强营养

认知误区

肝硬化患者,尤其是有肝腹水、肝性脑病等并发症的"病重"患者,应多进食鸡蛋、肉以及牛奶等以补充营养,促进恢复。

正解与忠告

肝脏是消化系统中的最重要的部分之一,是各种营养物质在体内代谢的主要器官,肝脏疾病时往往会影响到营养代谢,应注意及时调整饮食结构,但并不是一味的"加强"营养就一定会有益于患者的恢复。

肝硬化进展到失代偿期会出现相关并发症,肝性脑病就是其中之一,俗称"肝昏迷",是以代谢紊乱为基础,以神经、精神症状为主要表现的中枢神经系统功能障碍,而避免或治疗肝性脑病的主要措施之一是防治血氨增高。临床上当肝硬化失代偿期,肝功能不全时体内白蛋白合成不足以及消耗增多,患者多存在低蛋白血症,需要注意的是此时并不宜多进食肉蛋奶等,反而应该维持"低蛋白"饮食结构,严格控制蛋白质的质与量来控制血氨增高,避免肝性脑病的发生及进展。因为肝病患者低白蛋白血症的主要原因是合成功能障碍，而不是摄入不足，过量摄入高蛋白饮食不但增加胃肠道及肝脏负担，不利于病情恢复，而且容易导致肠道来源的血氨增高，诱发肝性脑病发生。

因此，肝硬化患者并不能盲目的补充高蛋白饮食或是所谓的"营养物质"，尤其是蛋白质的摄入量应以患者能耐受、改善患者营养状态但又不会诱发肝性脑病为度。最重要的是根据个体的病情以及自身一般状况，在专业医生的指导下调整饮食结构，保持营养均衡，饥饱适当才最合适。

62 肝硬化传染性更强

❓ 认知误区

肝硬化是比肝炎更危险的传染病，会传染给身边的亲朋好友，平时应注意隔离，尤其是分开碗筷使用。

正解与忠告

肝硬化是指肝脏的组织学病变程度，与是否具有传染性以及传染性的大小并无关系。因此，肝硬化患者不一定都具有传染性，要根据其具体病因进行检查及分析。

肝硬化是多种病因均可导致的慢性肝病，肝脏在长期的慢性肝损伤以及不断修复的过程中，造成肝纤维化甚至肝硬化的发生。肝硬化以肝组织进行性、弥漫性的纤维性病变为主，具体表现以肝小叶结构破坏，假小叶和再生结节形成为特征的慢性肝病。

多种病因可导致肝硬化发生，如我国最常见的以慢性乙型肝炎以及慢性丙型肝炎所致为主，西方国家则多见酒精性肝硬化。此外还有胆汁性肝硬化，血色病、自身免疫性肝硬化、心源性肝硬化甚至原因不明的肝硬化等等。由此可见，肝硬化本身不具有传染性,而形成肝硬化的不同种类原因中有可能具有传染性,应视其原因分别说明,但可以明确的是即使是具有传染性的慢性乙型肝炎以及丙型肝炎一般也不会通过消化道传播,积极做好其他方面的预防如注射乙肝疫苗等避免感染才是正确的态度。

63 肝硬化是慢性病,最好长期中药治疗

认知误区

肝硬化是慢性病,西医只"治标",不能解决根本问题,应该只靠中药"治本"。

正解与忠告

肝硬化的治疗为综合性治疗,其治疗方案依据肝硬化的病因及程度而有所不同,最主要的应该是去除病因以及抗纤维化、抗炎、防治并发症等,必要时还需要外科方法治疗。

肝硬化可由多种病因引起,我国最常见的是慢性乙型肝炎导致的肝硬化,对于仍能检测到病毒复制的肝硬化患者,强调的是以抗病毒治疗为主的综合治疗方案,可结合部分抗炎保肝药物共同应用,治疗目标是延缓肝硬化进展和肝癌的发生。抗病毒治疗是治疗肝炎的主要趋势,是慢性乙型肝炎治疗的根本。有效的抗病毒治疗可以减轻纤维化甚至肝硬化程度。

在慢性乙型肝炎→肝纤维化→肝硬化的过程中,病毒是起决定作用的主要因素。干扰素与核苷(酸)类似物(拉米夫定、替比夫定、阿德福韦酯、恩替卡韦以及替诺福韦等)是全球公认的有效的抗乙肝病毒药物。因需要较长期治疗,尤其是病情处于失代偿期的肝硬化患者,更建议选用耐药发生率低的核苷(酸)类似物治疗。但抗病毒治疗应在专科医生指导下进行,并定期监测。

中医中药制剂治疗慢性乙型肝炎和肝硬化在我国应用广泛,但尚需要进一步大样本、随机、双盲的临床试验来明确其疗效。

64 肝炎-肝硬化-肝癌是一定会发生的"三部曲"

认知误区

肝炎的结局必然是肝硬化和肝癌,不管怎么治疗最终都会发生不良后果。

正解与忠告

肝炎可由多种不同病因引起,其中很多患者可以完全治愈,或病情得到部分控制,并不一定都会发展到肝硬化或肝癌的不良结局。

我国最常见的是病毒性肝炎,临床上可分为急性肝炎及慢性肝炎。其中由甲型肝炎病毒和戊型肝炎病毒引起的肝炎,罕见慢性肝炎发生,故极少会发展为肝硬化,发生肝癌的几率很低,与正常人群没有区别。

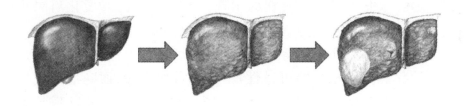

肝炎临床表现相似。症状和体征不明显,但往往伴有肝功能的异常。长期反复的肝脏炎症如果得不到控制,将会出现肝纤维化和肝硬化,肝癌发生率也会增高。反之,对于可导致肝硬化的慢性乙型病毒性肝炎和丙型病毒性肝炎,积极进行抗病毒、抗炎及抗纤维化的治疗,从源头上防止肝脏持续和反复的炎症损害,可有效阻断甚至逆转肝纤维化,预防肝硬化的发生,也可以有效的降低肝癌的发生率。

65 得了肝硬化,就活不了多久了

认知误区

肝硬化是很严重的疾病,没有什么办法能治疗,一旦诊断肝硬化,就是判了"死刑",活不了多久了,没必要再去治疗。

正解与忠告

肝硬化是可防、可控的慢性疾病,相当部分的患者经过治疗会保持很好的生活状态,且并不影响其自然寿命。

肝硬化是常见的慢性病,有不同的发展阶段,轻重也有很大差别,所以并不都那样可怕,从早期肝硬化发展到晚期失代偿性肝硬化,要经过长短不定的时间,取决于炎症的轻重和治疗是否及时。肝硬化是一个动态过程,大多数患者只要积极治疗,都可以有不同程度的逆转和控制。

对于肝硬化患者应提倡早期预防干预,防止疾病进展,避免或推迟临床失代偿性并发症的出现。不同阶段的肝硬化后果很不一样,早期和代偿期患者可以没有明显症状,或稍感疲乏、食欲减退或上腹部隐痛不适等,经治疗后仍可正常生活和工作,经过积极治疗病变有相当的可逆性,不影响自然寿命,而晚期失代偿的肝硬化患者就就比较严重了,但经过积极治疗也可以延长生命,因此不能将不同的肝硬化混为一谈,关键在于正确评估以及正规的治疗,不切实际的担忧反而会影响病情的恢复。

66 确诊肝硬化靠 B 超和 CT 就行了,其他的检查都是白花钱

认知误区

临床诊断肝硬化,做个 B 超或 CT 就行了,其他检查包括胃

镜、肝穿等等根本就没什么必要。

正解与忠告

超声和CT是临床诊断和判断肝硬化程度的重要检测手段，但应注意的是，B超、甚至CT都只能发现肝脏形态已经发生明显改变的影像，临床诊断中需要结合血清学指标，如肝脏功能和血常规等一同考虑。对于早期和代偿性肝硬化很多都需要做肝穿刺活检才能明确诊断和判断纤维化以及肝硬化程度，而且，其他的指标如肝纤维化血清指标，以及肝纤维化无创检测都可以帮助诊断及判断肝硬化及其程度。

此外，失代偿性肝硬化患者可能出现严重并发症包括上消化道出血，主要表现为呕血或者便血，短时间大量出血会发生休克，抢救不及时甚至会有生命危险。这主要是因为肝硬化导致门静脉高压引起胃食管静脉曲张，存在破裂出血的风险，因此对于肝硬化尤其是失代偿性肝硬化患者还需要进行胃镜检查明确静脉曲张的程度，从而采取不同的方案来尽量防止上消化道出血的发生。

67 肝硬化患者做"切脾"手术会损伤"元气"

认知误区

肝硬化患者任何时候都不宜接受脾切除术，因为手术会伤害身体，损伤元气，不利于患者的恢复。

正解与忠告

对于部分肝硬化患者进行脾切除加断流术治疗，可以有效的解除脾功能亢进以及降低失代偿肝硬化患者发生上消化道出血的风险。

正常的脾脏具有储存血液、免疫和血液过滤的作用，脾脏的血液占门静脉血流量的 20％～40％,肝硬化时门静脉压力增高,脾脏淤血,从而发生脾大。长期脾脏淤血导致白细胞和血小板在脾内阻留,脾脏内纤维组织和吞噬细胞增生使脾脏破坏血细胞的功能增强,表现为白细胞和血小板水平减低,有些患者还会发生红细胞减低。这就是一般临床指的"脾功能亢进",即肝硬化门静脉高压造成脾大,血细胞破坏增多,造成血小板、白细胞减少和贫血。

肝硬化患者中超过 30％存在脾功能亢进。血小板减少影响凝血,使机体发生消化道及全身出血风险增加,白细胞减少影响免疫容易发生感染。肝硬化患者血细胞减少时因为脾脏破坏血细胞而并不是骨髓不能造血,因此用"生血"的药物往往效果不佳。脾功能亢进的患者应考虑脾切除加断流手术,但手术存在风险,术前需由专科外科医生来进行综合评估和判断。

68 肝硬化患者要注意休息,不能上班或锻炼

认知误区

肝硬化是非常严重的慢性疾病,即使在相对稳定的状态下也不适宜上班,也不能进行任何体力活动以及锻炼,最好能一直卧床休息。

正解与忠告

肝硬化患者的营养代谢和能量代谢功能会有不同程度的降低,因此人体的活动能力会受到不同程度的限制。但肝硬化有不同分期和分级,对于轻度和大部分代偿性的肝硬化患者,只要经过正规的诊断和治疗,一般程度的日常活动和体育锻炼,只要不超负荷、不发生意外事件,对一般工作、生活和寿命的影响并不很大。即使对于部分失代偿性肝硬化的患者,只要正规治疗,积极处理并发症,可能维持基本的工作和生活,适当的工作及锻炼也

是可以允许的,但具体还应根据患者的病情遵循专业医生指导进行。

69 虽然肝硬化了,但是病情稳定的时候可以少喝点酒

认知误区

有患者认为自己虽然肝硬化了,但是当经过治疗,疾病处于相对稳定状态,没有明显自觉症状,肝功大致正常时,日常少量喝酒对病情影响不大,还能活血化瘀。

正解与忠告

肝硬化根据病因分类,如病毒性肝炎肝硬化、酒精性肝硬化、寄生虫性肝硬化、胆汁性肝硬化、中毒或代谢性肝硬化等。有资料显示,以每克乙醇相当于 2 毫升白酒(按 50 度左右计算),10 毫升葡萄酒(按 10 度左右计算)或 25 毫升啤酒(按 4 度左右计算)来说,如每天摄入乙醇 80 克以上,大约是每天 3 两白酒,持续时间 10 年以上,即有可能导致酒精性肝硬化。

对已经发生肝硬化的患者应严格戒酒,因肝脏几乎是酒精代谢、分解的唯一场所。大量研究表明,酒精对肝脏有直接的损伤作用,患者切不可掉以轻心。有人认为少量饮酒或偶尔饮酒并无大碍,其实不然。任何含有酒精的溶液,即使含量再小,进入机体后都需要肝脏的分解。在其分解过程中,由辅酶Ⅰ转变而来的还原型辅酶Ⅰ的增多,使肝小叶中央区的肝细胞因缺氧而坏死和纤维化。同时,实验表明,酒精能抑制细胞所合成的糖蛋白和白蛋白的分泌排出,在肝细胞严重受损、肝脏本身也已出现纤维硬化时,再饮酒加重肝脏负担,导致病情进展或加重。

70 "吐血"了,一定就是胃溃疡

? 认知误区

大多数老百姓认为突然发生"吐血",一定是胃出了毛病。

正解与忠告

呕吐血液或变质血(咖啡渣样),最大的可能是上消化道出血。常见的原因是消化道溃疡,但肝硬化导致的胃食管静脉曲张破裂出血也是最常见的原因之一。

上消化道出血是失代偿肝硬化的主要并发症之一,可危及生命,发生呕血或便血时需马上就诊,进行相关检查明确病因并及时治疗控制出血。出血的危险性与静脉压力、静脉曲张的程度和有无红色征有关,因此对于肝硬化的患者往往需要做胃镜检查明确是否有胃食道静脉曲张及其程度,以评估发生消化道出血的风险,必要时可采取一些措施降低出血风险,包括口服药物降低门静脉压力、脾切除、门体分流术,以及内镜下曲张静脉结扎或硬化剂注射等。日常生活中也需要注意避免粗硬多渣食物。

71 肝硬化患者短期体重增加、腹围增大,可能是 "长胖了"

? 认知误区

肝硬化患者短期内体重增大、腹围变大,可能是最近饮食好或是活动少,所以长胖了,不用紧张。

正解与忠告

腹水的发生是肝硬化最常见的并发症,超过60%的失代偿肝硬化患者可发生腹水。出现腹水时患者可自觉腹胀、体重增加、腹围增大、双下肢水肿甚至是呼吸困难等。经过临床体格检查以及超声或 CT 检查可明确诊断。

肝硬化腹水的发生是肝功能不全以及门静脉高压的一个信号，发生腹水时建议及时就医进行诊断及治疗，一般建议所有腹水患者在治疗之前行诊断性腹腔穿刺术获取适量的腹水进行检验分析，以明确腹水性质、是否合并感染以及排除其他原因导致的腹水发生。

72 突然出现意识不清肯定是脑子的病，和肝硬化没关系

？认知误区

大多数人认为突然出现意识不清肯定是脑子的病，与肝硬化没关系。

正解与忠告

突然出现意识不清是要首先考虑颅内疾病，但是一旦知道患者有肝硬化病史，那就应该首先想到肝硬化引起的肝性脑病了。肝性脑病是肝硬化的常见并发症，还可见于急性肝功能衰竭，是由于肝病导致的中枢神经系统功能失调的状态，主要与肝功能减退和肝硬化时门体分流形成，肝脏的解毒功能下降，致使毒性代谢产物进入脑部。消化道出血、便秘、高蛋白饮食等多种原因都可诱发肝性脑病发生。患者可仅表现出轻度异常，如欣快多语或抑郁、嗜睡、言语不清；或出现昏睡难以唤醒，甚至昏迷。发生时应及时就医，减少食物中蛋白摄入，在专业医师的指导下进行治疗。

73 肝性脑病的患者要完全限制高蛋白食物

? 认知误区

肝性脑病的发生主要与高蛋白饮食后在肠道中分解产氨增加,导致氨中毒为主。因此饮食中蛋白限制越严格越好。

正解与忠告

肝硬化肝性脑病的发生以氨中毒学说为最主要原因,而临床治疗除了降低血氨外,营养支持也非常重要,是关乎患者恢复的基础环节。鉴于肠道中食物蛋白分解是氨的主要来源,长期以来临床上有一个误区,即饮食中蛋白限制越严格越好。实际上,按照国际上关于肝性脑病患者营养管理的共识,不论有无肝性脑病发生的肝硬化患者每天应摄入适量的热卡和蛋白质,植物蛋白和奶类蛋白比动物蛋白耐受性更好,对于血糖正常的患者鼓励少量多餐和夜间加餐有助于减少机体蛋白消耗。

74 肝癌可以传染

? 认知误区

肝癌可以传染,与肝癌患者一起生活共事很容易被传染上,最好隔离。

正解与忠告

在我国,肝癌的大多数是由病毒性肝炎发展而来,但癌组织本身并不会传染。曾有学者做过这样的实验,从癌症患者身上取下的癌组织直接种植在另一个人身上,并不能成活生长,癌症本身是不具有传染性的。不同类型的癌症患者,在一起长时间地密切相处,在他们之间从来没有出现过互相传染。再比如健康人

（与肝癌患者密切接触的医护人员或者陪护者）都没有发现直接传染的例子。

但是，提醒大家的是伴有乙肝或是丙肝的肝癌患者会传播病毒，传染的是乙肝或丙肝病毒而并不是肝癌，因此要特别注意预防乙肝、丙肝的传播。固然肝癌不会直接传染给人，但是伴有乙肝和丙肝肝癌患者有病毒复制时具有传染性，传染途径主要通过血液传染，其次通过皮肤黏膜破损部位接触，特别注意口腔黏膜破损及性传播。因此，要想预防肝癌首先从防治肝炎做起，没有乙肝时及时接种乙肝疫苗，患有病毒性肝炎时积极治疗乙肝和丙肝，加强各类肝炎的防治。

肝癌患者的乙肝病毒水平是肝癌复发的独立危险因素之一，合理规范的抗病毒治疗有助于改善肝功能，降低肝癌的复发率，可显著延长肝癌患者的生存期。

75 没有肝炎就不会得肝癌

认知误区

很多人认为没有乙肝和丙肝就不会得肝癌，只有那些有肝炎或肝硬化的患者才会得肝癌。只要不得肝炎，就可以排除肝癌的危险。

正解与忠告

乙型肝炎或丙型肝炎病毒感染是发生肝癌的最主要危险因素。但是，并不是没有肝炎就不会得肝癌，发生肝癌的其他危险因素也不容忽视：

（1）黄曲霉素在肝癌发生中具有重要的意义。在我国肝癌高发区，粮油和食品受黄曲霉素污染较重，主要存在于发霉的花生和玉米中，而且这种毒素非常耐热，煮沸也难以破坏。

（2）环境污染、化学物质因素如饮用水污染后含有藻类毒素等与肝癌发生密切相关;一些化学物质和药物如亚硝胺类、有机氯农药、口服避孕药、雄激素和某些类固醇类药物等均是导致肝癌的危险因素。

(3)遗传性疾病(色素沉着病、糖原贮积症、卟啉症、遗传性高酪氨酸血症等)会发展成为肝硬化,这些患者肝癌发生率远远高于其他人群。

(4)肥胖和糖尿病所致的脂肪肝是肝硬化的前期病变,因此也是发生肝癌的重要危险因素。

(5)吸烟与很多癌症发生有关,吸烟者比不吸烟者得肝癌的机会要高 2 倍。既往有乙肝又吸烟比既往无乙肝又不吸烟者得肝癌的机会高得多,没有肝炎感染者得肝癌,吸烟可能是一个危险因素,而且吸烟与饮酒有协同作用。酗酒成为我国北方居民仅次于乙肝的又一主要致肝癌因素。酗酒对于乙肝病毒携带者、肝炎、肝硬化患者的危害性更为严重。上述因素可以使一部分人更容易患上肝癌,然而并不是每个人接触了这些因素后就一定会发生肝癌,事实上,有人即使接触了这些因素也不会发病,而有人即使没有接触这些危险因素也可能发生肝癌。

转移性肝癌(也叫继发性肝癌)患者大多数没有肝炎基础,是由全身各个器官发生癌症后转移到肝脏形成的。肝脏是人体最大的实质性器官,有丰富的双重血供,是很多恶性肿瘤转移的首选部位,全身很多脏器的恶性肿瘤大都可以转移到肝脏,特别是消化道恶性肿瘤,比如现在最多见的结直肠癌患者很容易发生肝脏转移,导致转移性肝癌。

肝内胆管细胞癌是指肝脏肝管汇合部以上的胆管上皮细胞起源的恶性肿瘤,恶性程度高、症状隐匿,预后很差,近年来发病率有逐渐升高的趋势。危险因素主要有原发性硬化性胆管炎、胆汁性肝硬化、肝内胆管结石、先天性肝内胆管扩张症等,均可能发生肝癌,不容忽视。

76 肝癌早期没有症状，发现都是晚期

？认知误区

很多人认为肝癌早期没有症状或是症状不明显，进展非常迅速，只要发现就是肝癌晚期，肝癌根本就无法早期发现。

正解与忠告

如果患者能够具备一些肝癌相关的常识，规律检查早期发现，给予早期治疗后可提高肝癌患者生活质量，延长生存期。常规筛查最常用的检查：肝脏B超和AFP，虽然这两种方法不是最准确的，但是操作简便、直观、无创、价廉，多数医院均可以完成，有异常时再进行其他影像学检查即可。对于年龄≥40岁男性或是≥50岁女性，有乙肝或是丙肝病毒感染、嗜酒、合并糖尿病以及有肝癌家族史的高危人群，一般每6个月进行一次肝脏B超和AFP等检查。

肝癌的早期表现虽然识别困难，很不典型，容易被忽视，但是还是有一些蛛丝马迹的，肝癌的早期主要表现：食欲减退，腹部闷胀，消化不良，有时出现恶心、呕吐；右上腹隐痛，肝区可有持续性或间歇性疼痛，有时可因体位变动而加重；全身乏力、不明原因的消瘦或发热及水肿；黄疸、腹水、皮肤瘙痒；鼻出血、皮下出血等。对于高危人群，发生上述情况者，应该警惕肝癌的可能性。

肝癌的一些典型症状只有疾病进展到中晚期时才会发生，而那时往往已经丧失最佳治疗机会，因此平时的自我检查非常重要。当感觉疲惫乏力持续不能缓解时，很可能是肝病的预兆；胸部沉闷感，或是腹部右上方感觉钝痛，有压迫感和不适感等，体重减轻，时有原因不明的发烧及出现黄疸，应尽早前往医院检查。癌症的早期筛查和早期诊断对治疗都很有

帮助。不少癌症等发现时已属晚期,往往错过最佳治疗时机,甚至错失治疗的机会。

肝癌的早期筛查和早期诊断对于有效治疗和长期生存至关重要,因此,强调对肝癌的早期筛查、早期诊断、早期治疗。

77 肝硬化晚期是肝癌

❓ 认知误区

有人认为肝硬化晚期距离肝癌一步之遥,肝硬化特别是到晚期后肯定患肝癌。

📋 正解与忠告

肝硬化晚期与肝癌是完全不同的概念。肝硬化到了晚期,发生肝癌的机会是提高了,但并不能说肝硬化晚期就是肝癌。据统计,约有10%~15%的肝硬化患者可发展为肝癌。需要注意区别肝硬化晚期和肝癌的主要症状。

肝硬化晚期患者的主要症状有①全身症状:乏力、消瘦、面色晦暗,尿少、下肢水肿。②消化道症状:食欲减退、腹胀、胃肠功能紊乱,肝源性糖尿病,可出现多尿、多食等症状。③出血倾向及贫血:齿龈出血、鼻衄、紫癜、贫血等。④内分泌障碍:蜘蛛痣、肝掌、皮肤色素沉着、女性月经失调、男性乳房发育、腮腺肿大等。⑤低蛋白血症:双下肢水肿、尿少、腹腔积液、肝源性胸腔积液。⑥门脉高压:腹腔积液、胸腔积液、脾大、脾功能亢进、门脉侧支循环建立、食管-胃底静脉曲张、腹壁静脉曲张等。

诊断肝癌,我们通常把病理组织学和/或细胞学检查诊断视为金标准,也就是100%的把握确诊。但是,并非所有患者都能接受肝脏活组织穿刺。对于既往患有肝硬化患者出现下列征象应怀疑是肝癌:肝功能迅速恶化、新发的(难治的)腹水或腹水为血性渗出物、严重患者出现急性腹腔内出血、加重的黄疸、体重减轻和发热、新发的肝性脑病和曲张静脉出血。肝癌晚期患者主要症状可能表现为：右上腹疼痛（最常见）、乏力、腹胀、非特异性的消化系统症状、黄疸、纳差、体重减轻、厌食。

当肝脏 B 超提示肝脏光点低回声或是强回声区，关键看结节边界是否清晰，如果边界模糊，就要高度怀疑肝癌，则应进一步进行 CT 或 MRI 检查。诊断肝癌需结合上述症状、AFP 及影像学检查。

78 肝血管瘤、肝囊肿是肝癌的前奏

？认知误区

肝脏 B 超检查显示肝血管瘤或是肝囊肿时，便认为是肝脏癌变的前奏。

正解与忠告

肝脏肿瘤有良性肿瘤和恶性肿瘤之分，肝血管瘤是肝脏最常见的一种良性肿瘤，通常无肝病背景，正常人群发病率 $0.5\%\sim0.7\%$，可发生于任何年龄，但多在中年以后出现症状，女性多见，发病率是男性的 6 倍。肝血管瘤是否需要治疗，取决于患者的临床症状和严重程度，以及肿瘤的生长速度和有无恶变。一般认为肝血管瘤发展非常缓慢，预后良好，对于无症状者大多数无需治疗，可行医学观察；当患者的学习、工作和生活因疾病存在产生的心理压力而受到严重影响时应考虑治疗；对有明显症状、肿瘤大于 4 厘米或担心破裂者，可考虑治疗。治疗方法包括手术治疗、介入治疗、放射治疗等，具体治疗方法应根据肝血管瘤的大小、部位、患者的肝功能及全身情况而定。

肝囊肿是肝脏的良性疾病，绝大多数的肝囊肿是先天性的，即因先天发育的某些异常导致了肝囊肿形成。外伤、炎症甚至肿瘤也可以引起肝囊肿。肝囊肿生长非常缓慢，可长期或终身无症

状,通常体检时肝脏 B 超偶尔发现。如果有症状也是随囊肿位置、大小、数目、有无压迫邻近器官和有无并发症而异。肝囊肿的治疗应视其大小、性质及有无并发症而定,绝大多数患者预后良好。

最后,可以通过在超声引导下经皮肝穿刺活检进行肝脏组织学和/或细胞学检查,B 超或 CT 检查,AFP 水平检测等,以及是否有肝炎病史来区分肝脏肿瘤良性还是恶性。

79 只有肝移植才能治疗肝癌

认知误区

一旦得上肝癌,只有肝移植才能从根本上彻底治疗肝癌,其他治疗都只是暂时的。肝移植是唯一能够根治肝癌的手术办法,应该不惜一切代价采取肝移植。

正解与忠告

自 1963 年 3 月 1 日美国医生施行全球首例人体原位肝移植以来,历经了 50 余年的曲折发展历程,肝移植已经是公认的治疗良性终末期肝病和肝癌的一个重要的手段,属国际上公认的高、精、尖手术。肝移植,俗称"换肝",通过肝移植可以使晚期肝病患者在绝境中重获新的生机。原则上,当各种急性或慢性肝病用其他内外科方法无法治愈,预计在短期内(6～12 个月)无法避免死亡者,均可考虑进行移植术。

随着医学技术的进步,肝移植治疗肝癌不仅可以彻底去除肿瘤,同时不受肝脏储备功能的限制,而且对门静脉高压症等多种合并症也有改善作用。因此,对于特殊解剖部位的肝脏肿瘤,或存在严重肝硬化而无法接受肝切除、同时又符合肝移植标准的患者来说,肝移植是唯一可实施的根治性手术方法。理论上讲,肝移植是治疗合并肝硬化门静脉高压症肝癌患者的最佳选择。

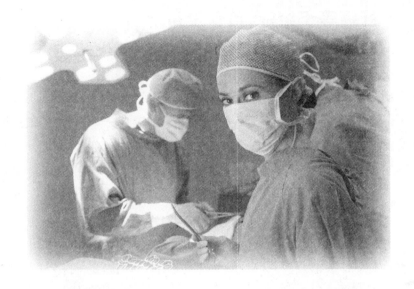

　　然而，并非所有肝癌患者都适用肝移植，虽然具有以上种种优点，但也并不意味着所有的早期肝癌患者都应接受肝移植，肝移植治疗同样受到多种因素的限制。虽然肝癌患者肝移植术后早期效果良好，但肿瘤复发和转移导致的远期存活率低，严重制约了肝癌肝移植的开展。肝移植手术作为目前创伤最大的外科治疗手段，80％的患者手术后都会出现一种或以上的并发症。特别是我国肝源严重短缺，肝移植费用高，限制了肝移植大规模的开展，而经验不足的移植中心在处理肝移植术后排斥反应、感染或病毒及肿瘤复发风险的水平较低，同时肝移植相关的手术并发症仍较高，以上种种因素都限制了肝移植的广泛应用。肝移植也基本不被用于治疗进展期肝癌患者，因为此类患者在肝移植术后容易出现肿瘤复发，长期生存率较差，对于已经出现肝脏外转移的患者，肝移植也丧失了治疗意义。

80 肝癌等于绝症，治也没用

认知误区

很多人认为得了肝癌就等于判了死刑，最多也只能活半年到一年。目前没什么好办法治疗肝癌，各种治疗手段只能加速病情的发展。肝癌是最凶险的恶性肿瘤，是"癌中之王"，人类几乎战胜不了肝癌。

正解与忠告

肝癌是恶性程度高、预后差的疾病，随着诊断和治疗技术的进步，近年来在治疗上取得很大进步，跟许多癌症一样，肝癌如果能够及时早期发现，治疗后效果也会很好。随着现代医学诊断手段特别是 AFP 和肝脏 B 超应用于肝癌的普查以及影像学技术的敏感性提高，使得更多的早期肝癌得以发现，约占肝癌总数的 30%。

我国肝癌患者多有慢性肝病的背景，发现时多为中晚期，多采用综合系统治疗方案，主要包括手术治疗（肝切除术、肝移植术）、局部治疗（局部消融治疗、肝动脉介入治疗）、放射治疗、系统全身治疗（分子靶向药物治疗、系统全身化疗、中医药治疗、生物治疗、基础肝病和抗病毒治疗）等。

介入治疗中应用最多的是肝动脉化疗和/或栓塞治疗（TACE），TACE 是不能切除的大肝癌和多发性肝癌治疗的首选方法，其方法简单易行、创伤小、可多次进行，栓塞时可致癌部位缺血坏死并配合局部灌注化疗药物可杀伤更多癌细胞。在我科治疗的个别肝癌患者存活超 10 年。TACE 用途广泛，不仅可作为术前术后的治疗措施，也可以与任何其他肿瘤消融方法合并使用，如在介入治疗基础上再接受伽马刀治疗后效果更好，或者结合生物医学治疗后效果更佳。接受 TACE 的肝癌患者伴有乙型肝炎或丙型肝炎病毒载量高给予抗病毒治疗,可以有效降低肝脏损害程度,预防肝功能的进一步恶化。在 TACE 基础上生物治疗是继手术、化疗和放疗后,生物治疗被称为肿瘤治疗的第四大模式,近年的基因治疗、新型疫苗等为肝癌的生物治疗提供了诱人的前景。

由于肝癌多发生在有慢性肝病或者肝硬化疾病基础上,高度恶性和复杂难治,为提高肝癌的整体疗效,延长患者的生存时间,进一步改善患者的生活质量,近年多采取综合系统治疗模式。在此基础上,针对不同患者或者同一患者的不同阶段实施个体化治疗,合理选择,发挥其最大疗效,并使不良反应减到最小,可以延长患者生存期,减轻患者痛苦,提高生存质量。我科相当一部分肝癌患者经过综合治疗后,其生存期可达 5 年以上,也有生存达 10 年以上者。

81 肝癌无法预防

？ 认知误区

肝癌早发现很困难,何谈有效预防。肝癌几乎不能预防,认为属于遗传。

正解与忠告

肝癌在全球范围内仅次于肺癌和胃癌的第三大致死性癌症,发生率和死亡率占恶性肿瘤的第二位,并且呈逐年上升的趋势。随着医学的发展,肝癌的治疗效果越来越好,但这毕竟不能从根本上降低肝癌的发病。要减轻肝癌对人们的威胁,关键在于做好肝癌的预防工作,采取积极有效的措施,可以有效的降低肝癌的发病机会,甚至可以避免肝癌的发生。

如何预防肝癌的发生,做好以下环节:①预防肝炎病毒的感染:新生儿和健康人群及时注射乙肝疫苗、阻断母婴垂直传播,及早抗病毒治疗病毒感染。②加强高危人群的普查:有肝癌家族史的人、肝炎后肝硬化患者、生活在肝癌高发区的人、长期饮酒的人、生活条件艰苦的人群、饮水不健康人群、食用受黄曲霉菌污染食物的人。这类人比正常人容易发生肝癌,需要每3～6个月检查1次肝功、AFP和肝脏B超或CT检查。在日常生活中一定要时刻注意预防肝癌,应该采用健康的饮食方式,增加蔬菜和水果的摄入量,同样重要的是,健康人要少喝含酒精饮料,已是肝病患者绝对不能饮酒,同时减少有害物质的接触,不饮用沟塘死水等污染的水源,进行体育锻炼提高免疫力。③重视肝病的合理治疗:已经患有肝病的患者应坚持定期复查,长期治疗,尽可能减轻肝细胞的损害,将肝脏病变降低到最轻程度,就可以有效预防肝癌的发生。

由于乙肝、丙肝及其肝硬化是肝癌诸多病因中公认的最主要因素,抗病毒治疗是治疗伴有肝炎病毒感染肝癌患者的最基本病因治疗,肝癌的进展、治疗效果和生存率与是否给予抗病毒治疗密切相关。因此正常人通过注射疫苗预防乙肝,已患有乙肝、丙肝患者应合理规范采取抗病毒治疗方案抑制乙肝、丙肝病毒是预防肝癌的关键;其次,采取安全的性行为、拒绝针头共用等来预防肝炎病毒的感染,对预防肝癌的发生有着至关重要的作用。

82 得了肝癌只能手术治疗

认知误区

肝脏B超发现肝脏长了肿块,手术切除是肝癌的最好治疗手段。错过了手术切除,意味着彻底无法医治。

正解与忠告

多数肝癌患者手术治疗的机会很小,非手术治疗比手术治疗更有实用价值。肝癌是多中心发病,并容易侵犯肝脏内血管,迅速播散到全肝,而且往往伴有严重的肝硬化基础,所以许多患者就医时,已经失去了手术治疗的最佳时机。介入治疗的出现为肝癌的治疗开辟了一条崭新的道路。

各种介入治疗方法(TACE、热灌注化疗、热栓塞、中药栓塞剂、经皮注射无水乙醇、射频消融、经皮微波凝固、氩氦刀冷冻),双重化疗栓塞术,TACE 联合消融,TACE 联合基因治疗等综合治疗手段,以及结合 p53 抑癌基因治疗、溶瘤病毒治疗的基因治疗、抗血管生成等新的治疗方法,使肝癌的介入治疗取得公认的可喜成绩,不仅可以改善许多中晚期不能手术治疗的肝癌患者的生存质量,而且即便是对早期肝癌的治疗,也完全可与手术切除相媲美,甚至更佳。

乙型肝炎病毒载量高是肝癌复发的独立危险因素。对于有乙型肝炎病毒阳性肝癌患者,行手术、介入及肝移植等治疗前后,给予抗病毒治疗能有助于改善肝脏功能,降低乙肝相关肝癌的复发率,提高总体生存率。口服核苷类似物方便、安全、不良反应小,对存在明显肝硬化的肝癌患者同样可以使用。干扰素虽不适合于存在肝硬化的肝癌患者,但对于肝功能较好及肝硬化不明显的肝癌患者,应首选干扰素。乙型肝炎病毒的复制是导致肝癌复发的重要原因,应用干扰素既可降低病毒载量,又可以发挥抗肿瘤的作用,显著提高肝癌患者的生存率。丙型肝炎病毒感染与肝癌发生密切相关,丙型肝炎病毒高水平是肝癌复发的危险因素。丙型肝炎相关肝癌患者病毒阳性者,在各种综合治疗基础上给予抗病毒治疗,有效减少肝癌的复发。

在针对肝癌的综合治疗基础上,通过抗病毒治疗抑制乙型/丙型肝炎病毒复制到最低,不仅可以减少肝癌的复发,减少乙型/丙型肝炎病毒的再激活,控制疾病进展,提高肝癌患者生活质量,延长生存期;而且抗病毒治疗可有效改善肝脏功能,减少肝癌晚期合并症的发生,为肝癌的综合治疗创造有利条件。

83 自身免疫性肝炎会传染

认知误区

只要是肝炎就传染。

正解与忠告

很多人提肝炎色变,事实并非如此,只有病毒性肝炎才具有传染性,其他类型的肝炎是不传染的,如自身免疫性肝炎,并不具有传染性。而有些自身免疫性肝炎患者往往会因为肝炎而受到排斥。其实,自身免疫性肝炎是没有传染性的。

自身免疫性肝炎是由于自身免疫功能紊乱引起的,自身免疫系统攻击肝脏引起的炎症和肝细胞坏死,是慢性进展性病变。其临床表现与病毒性肝炎极为相似,但又有其特点,如年龄 35 岁至 50 岁的女性多发,发病初期只是觉得乏力,肝功能检查转氨酶升高,发展到一定程度时会有黄疸,此时可能已经发展为严重的肝炎甚至肝硬化。自身免疫性肝炎常伴有关节炎、结肠炎、肾炎、心肌炎、皮肌炎、干燥综合征等病变,医学上称为自身免疫性肝炎的肝外表现。

临床上常见的自身免疫性肝病包括自身免疫性肝炎(AIH)、原发性胆汁性肝硬化(PBC)及原发性硬化性胆管炎(PSC)。这些疾病虽然不是传染病,但患者往往因出现转氨酶升高、黄疸而首先就诊于传染科。

所以,自身免疫性肝炎并不具有传染性,正确认识该病,不要因为误解而对患者的婚姻、生育以及心理造成伤害。

84 自身免疫性肝炎,不会引起关节酸痛

？认知误区

大多数人认为出现关节酸痛,考虑就是关节炎引起的,与肝病无关。

正解与忠告

自身免疫性肝炎起病大多隐袭或缓慢,可有关节酸痛、低热、乏力、皮疹、闭经等症状。仅约 20%～25% 患者的起病类似急性病毒型肝炎,表现为黄疸、纳差、腹胀等。并以女性多见,男女之比为 1∶4～8。本病的特点是:有肝外表现,有时其他症状可掩盖原有的肝病。

自身免疫性肝炎的肝外表现有:

(1)对称性、游走性关节炎,可反复发作,无关节畸形

(2)低热、皮疹、皮肤血管炎和皮下出血

(3)内分泌失调、痤疮、多毛、女性闭经、男性乳房发育、甲状腺功能亢进症、糖尿病等

(4)肾小管性酸中毒、肾小球肾炎

(5)胸膜炎、间质性肺炎、肺不张、纤维性肺泡炎

(6)溃疡性结肠炎、干燥综合征。

大多数女性肝病患者尤其是没有酒精、药物等危险因素,无肝炎病毒感染,又合并有肝外表现者,须怀疑有自身免疫性肝病。临床有一部分患者可有发热、关节酸痛或慢性关节炎症状。血液化验检查转氨酶升高,病毒指标为阴性。以往很多医生对该病也认识不足,有相当一部分患者治疗上都走过很多弯路,接受正确治疗时有些已伴有肝硬化。因而,及早发现自身免疫性肝炎对预后极为重要。目前检测自身抗体,如抗肝细胞膜抗体、抗核抗体、抗平滑肌抗体等已成为诊断自身免疫性肝炎的重要手段。

85 自身免疫肝炎不会发展到肝硬化

认知误区

有人认为自身免疫性肝炎不是病毒性肝炎就不要紧，一般不会发展到肝硬化。

正解与忠告

自身免疫性肝炎进展也会导致肝硬化，自身免疫性肝硬化就是身体的免疫系统认为你的肝脏是外来的异体，就会对肝脏进行免疫攻击，造成肝脏炎症，肝细胞坏死，在人体免疫细胞的长期攻击下，肝细胞反复发生炎症坏死，最后就导致了肝硬化。

那么，如何防止自身免疫性肝炎进展为肝硬化呢？

首先，合理膳食是预防自身免疫性肝炎的重要环节，营养治疗的总原则是控制总能量和碳水化合物的摄入，提高蛋白质的质和量，控制脂肪摄入，补充足够的维生素、微量元素和膳食纤维。

其次，自身免疫性肝硬化患者同时要戒酒，改变不良饮食习惯，以防止发展为肝硬化。自身免疫性肝炎患者要忌口，忌酒及生冷硬食品。患者控制食量到7～8成饱。适当休息，防止过度劳累是患者要注意的。

关于自身免疫性肝炎的治疗选择适合自己的治疗方法是很重要的，选择正规医院并在专科医生的指导下治疗是康复的第一保障。值得提醒的是自身免疫性肝炎如果能在早期发现，早治疗90%可以痊愈。一般自身免疫性肝炎早期治疗，可见转氨酶和球蛋白下降，肝脏组织炎症好转，免疫抑制剂对于纤维化病变的效果并不确定。有些患者尽管临床症状经治疗见好转，但是，肝脏的慢性肝炎病变仍然隐匿地向肝硬化发展。因此，虽然经过治疗，转氨酶恢复正常，十余年后仍将转变成肝硬化。

大量研究发现，虽免疫抑制剂在治疗自身免疫性肝炎中可起到缓解病情的作用,但并不能将其根治,而治疗周其较长,一般为3年左右。大多数免疫抑制剂均属于激素类,长期使用对人体有很大的危害,因此,为了避免因长期使用激素带来的副作用,而引发其他疾病,目前国际上都一致认同配合中医中药进行联合治疗,不仅可避免免疫抑制带来的副作用,而且可将自身免疫性肝炎治愈率提高至90%以上,同时可有效阻断病情向肝硬化发展。

86 自身免疫性肝炎就治不好

认知误区

有人认为自身免疫性肝炎就治不好,治疗效果极差。

正解与忠告

自身免疫性肝炎(AIH)的疗效主要看患者治疗是否及时,治疗是否规范。自身免疫性肝炎的治疗原则主要是抑制异常的自身免疫反应,缓解肝内炎症和消除症状,恢复肝功能,保持代偿状态和减少并发症等。

治疗指征:

(1)绝对指征:血清 AST≥10 倍正常值上限,或血清 AST≥5 倍正常值上限伴 γ-球蛋白≥2 倍正常值上限;组织学检查示桥接坏死或多小叶坏死。

(2)相对指征:有乏力、关节痛、黄疸等症状,血清 AST 和(或)γ-球蛋白水平异常但低于绝对指征标准,组织学检查示界面性肝炎。

抗肝纤维化治疗则以中医为主,防止病情引起原发性胆汁性肝硬化。正确的保肝治疗也是自身免疫性肝炎治疗的重要组成部分。另外,在自身免疫性肝炎治疗中应注意休息,补充营养,禁酒和避免药物性损害。

所以,尽管自身免疫性肝炎和大家熟悉的病毒性肝炎一样,长期不予治疗可能会发展到肝硬化,但是,也不必过于紧张,只要大家自觉地定时查体,有病及早就医,才能做到早发现、早治疗、早治愈。

87 脂肪肝是胖子的专利

认知误区

大多数人认为脂肪肝就是肥胖导致脂肪在肝脏堆积,瘦人脂肪少,所以不得脂肪肝。

正解与忠告

脂肪肝是指由于各种原因引起的肝细胞内脂肪堆积过多的病变。脂肪肝患者的肝脏就像一个"储油罐",积存了太多的油脂,导致肝脏合成、代谢、解毒等功能减退,以致肝细胞内油脂越积越多,脂肪肝也从轻度发展到中度、重度,甚至肝硬化和肝癌。

脂肪肝不是胖人的专利,瘦子也可得脂肪肝。这主要有两种情况:胖人脂肪肝发病率高、病情也相对较重。另一种确实是瘦人,但也得了脂肪肝。这主要是因为人体摄入食物以后,多余的热卡会转变成脂肪储存在脂肪组织内。若体内合成的脂肪太多了,脂肪细胞就会到处"跑","跑"到肝脏、心脏等处。瘦人机体储存脂肪的能力差。脂肪更容易"跑到"肝脏里,导致肝脏脂肪变。

88 我从来不喝酒,所以不会得脂肪肝

认知误区

不少人认为只有饮酒的人才得脂肪肝,从不饮酒的人就不会得脂肪肝。

正解与忠告

脂肪肝是各种原因引起的肝细胞内脂质积聚,超过肝湿重的5%。肝内积聚的脂质依病因不同可以是甘油三酯、脂肪酸、磷脂或胆固醇酯等,其中以甘油三酯为多。临床上脂肪肝有酒精性脂肪性肝病和非酒精性脂肪性肝病之分。临床主要以非酒精性为主。约有15～25%的非酒精性脂肪肝患者会在10～20年内出现肝硬化,有数据显示最高可达37.5%,再继续发展有超过一半的患者可患上肝癌。因此即便平时不喝酒,也比较瘦的人,也可能患脂肪肝,建议进一步检查血脂,看是否有高脂血症。

89 脂肪肝患者只需控制饮食就行

认知误区

脂肪肝不痛不痒,只要控制体重,清淡饮食就行。

正解与忠告

一般而言,脂肪肝属可逆性疾病,早期诊断并及时治疗常可恢复正常。在脂肪肝的综合治疗中,药物治疗仅仅是一种辅助性治疗措施,而需要患者长期高度重视和调整的,是其饮食、运动和不良行为的修正。例如,戒酒对酒精性脂肪肝绝对有效;肥胖性脂肪肝如能有效合理控制体重,则肝细胞内沉积的脂肪亦可很快消退。反之,若发现脂肪肝不及早重视、治疗,采取相应措施而任其发展,病情进一步发展到脂肪性肝炎阶段,想要达到完全康复就难了。不仅治疗时间会大大延长,治疗效果也会大打折扣,甚至导致病情进一步加重以致肝硬化、肝癌。

90 治疗脂肪肝没必要去医院

认知误区

脂肪肝不是什么大病,无外乎"少吃多动",自己多注意就行了,没必要去医院。

正解与忠告

控制饮食和加强运动固然是治疗脂肪肝的基础措施,但大家必须认识到,脂肪肝的治疗是一项长期、系统、因人而异的持久战。

以减肥为例,减肥并不仅仅代表减轻体重,而是一个严谨的科学行为。减肥力度不够,达不到治疗目的;减肥过度,不仅不易坚持,还会引发诸多并发症,得不偿失。脂肪肝患者该吃什么、吃多少量、采用什么有效运动方式、运动量如何控制,以及是否需要辅以药物治疗等等事宜,这一切都必须在医生指导下进行,而不是单纯的个人行为。只要做到"合理膳食、少饮酒、多运动、合理用药",我们就能够远离脂肪肝的威胁。

91 治疗脂肪肝只要吃降脂药就行

认知误区

很多人认为脂肪肝不是什么大病,只要吃降脂药就行,没必要减肥、戒酒。

正解与忠告

许多患者经常辗转于各大医院或药房询求治疗脂肪肝的特效药物,事实上至今国内外尚未发现治疗脂肪肝的特效药,而防治肥胖性脂肪肝通过节食、锻炼等措施减肥比保肝药物治疗更为重要,尤其是单纯性肥胖性脂肪肝。在脂肪肝的综合治疗中,保肝药物仅仅是一种辅助治疗措施,最根本的治疗需要患者长期高度重视和饮食调整的。这些非药物治疗措施需要贯彻终身,否则脂肪肝就是治好了也会复发。因此,脂肪肝患者要力争找出并纠正自己不良的饮食和生活习惯,千万不要以为单纯依靠花钱买药就可求得健康。"管住嘴,迈开腿"只要做到"少吃、多运动,少饮酒、慎用药",就能够有效控制脂肪肝病情进展。

92 得了脂肪肝就不能吃肉了

认知误区

很多脂肪肝患者认为,在发现患有脂肪肝后,为了治疗而禁食肉类食物,坚持素食主义,其实这是错误的。

正解与忠告

造成脂肪肝的原因有多种,有的是因营养不良引起的,所以不能一概的强调饮食控制。即使是肥胖性、营养过剩脂肪肝,也不能靠"一点荤腥都不沾"方法来治疗。一个人长期素食会导致蛋白质、必须脂肪酸等营养物质不足,由此会产生一系列的严重后果。所以不能"矫枉过正",应在专业医师的指导下进行治疗以及生活习惯的改变。

93 脂肪肝根本治不好

认知误区

临床上,有不少脂肪肝患者就诊于多家医院,也尝试了不少药物,钱没少花但就是不见好转,因而认为脂肪肝不可能治愈。

正解与忠告

单纯性脂肪肝是各种肝毒性损伤的早期表现,如能及时去除病因和控制原发疾病,肝细胞内沉积的脂肪在数月内就可完全消退。例如,酒精性脂肪肝戒酒绝对有效;某些药物和工业毒物性脂肪肝,在及时停药或脱离有毒工作环境后亦可康复;营养不良性脂肪肝在补充热量和蛋白质后即可好转;而肥胖性脂肪肝如能有效控制体重和减少腰围则肝细胞内脂肪沉积亦可很快消退。但是如果单纯性脂肪肝已发展为脂肪性肝炎,则病变完全康复常需半年乃至数年以上时间,少数患者即使去除病因仍可进展为不可逆转的肝硬化。因此,应加强脂肪肝的早期诊治,部分脂肪肝患者难以康复的原因可能是治疗不及时或治疗方法不当或疗程不够等。

94 治疗脂肪肝应该大量运动、节食,快速减肥

认知误区

日常生活中,好多人认为一旦发现"脂肪肝"就认为应该大量运动,控制饮食,快速控制体重以达到治疗脂肪肝的目的。

正解与忠告

由于肥胖的程度与肝内脂肪堆积成正比,所以肥胖患者减肥,脂肪肝确实可以随之减轻。但是,减肥应该是一个循序渐进的过程,如果在短时间内使体重骤减,反而有可能使肝功能受损,造成一些不良的后果。因此,对于脂肪肝的治疗,正确的运动方法和程度才能够使得脂肪肝的治疗变得有效,那么什么样的运动才适合呢?对于治疗性运动,应该根据患者自身病情作出客观、综合的评估后,制定一个科学的运动方法,在运动的方法、时间、强度、频率和运动量各方面作出具体量化指标,然后再对患者的

适应性和疗效进行阶段性评估，不断调整、不断完善。

95 得了肝病要多补营养

认知误区

得了肝病的人身体弱，营养差，应该多吃肉蛋奶等高蛋白的食物，尤其当出现下肢水肿、腹水等低蛋白血症表现的情况下，就得多从食物里补充蛋白。

正解与忠告

肝脏是人体最大的消化腺，各种食物要经过肝脏转化代谢才能为人体所用。正常情况下，肝细胞足以将三餐食物转化掉。但是在得了肝病的情况下，肝细胞受到不同程度的损害，过多的营养物质摄入甚至同以往一样的饮食都会加重肝脏负担，而不能完全转化代谢的营养物质不仅不能为人体利用，反而成为毒物有损人体健康。

对于肝病患者的营养摄入既要满足日常营养需求，又要兼顾患者的肝脏功能。因此，那些肝功能受损但能代偿的肝病患者可以给予高蛋白食物，如鸡蛋、豆类食品、鱼肉、鸡肉、牛肉等，但要限制油脂摄入，特别是动物性脂肪，同时多吃水果、蔬菜等富含维生素的食物也是十分有益的。而那些肝功能受损已到失代偿期的患者，进食高蛋白食物要格外谨慎，因为高蛋白食物容易产氨诱发或加重肝性脑病并危及生命。出现下肢水肿、腹水等低蛋白血症表现时说明患者肝功能已经失代偿，所以不能过多补充高蛋白食物，建议这类患者在专业医生指导下选择恰当的食物。

肝病患者消化功能往往较差，一次进食过多常常造成腹胀、上腹部不适等消化不良的表现，对于门脉高压、食管胃底静脉曲张的患者有可能引发上消化道出血并危及生命，因此，建议肝病患者少量多餐。

慢性肝病晚期会出现多种并发症,各种并发症也有各自的饮食要求。例如食管胃底静脉曲张的患者禁忌粗糙坚硬(如饼干、硬馍)和富含纤维(如韭菜、芹菜)的食物。根据具体病情,更详细的饮食方案和注意事项应严格按照专业医生的建议执行。

96 得了肝病偶尔大喝一两次酒对肝脏不会造成损害

认知误区

现代社会喝酒应酬已成家常便饭,虽然可能听说过量饮酒不利健康,但是总认为没有那么可怕,觉得偶尔大喝一两次对肝脏不会造成损害。

正解与忠告

大量长期饮酒对肝脏的危害是很明确的。研究显示,重度饮酒者中,80%以上有一定程度的脂肪肝,其中 10%～35%可进展为酒精性肝炎,10%～20%可进展为肝硬化。若到酒精性肝硬化阶段,5 年生存率仅为 23%～50%。偶尔大喝一两次酒对于健康肝脏或许不算什么,但是对于已有基础疾病的肝脏而言则是有害的。已经受损的肝脏无法处理一次性大剂量的酒精,其毒性代谢产物必然造成肝细胞的变性和坏死。轻者表现为短期性的肝损害加重,或许没有明显的临床表现,但肝功能检查显示肝酶升高,重者诱发肝性脑病,出现肝昏迷甚至死亡。所以,肝病患者绝不应该存有侥幸心理,认为偶尔大喝一两次酒对肝脏没有影响。

97 保健品、中药偏方能保护肝脏

认知误区

肝病多为慢性病,正规治疗并不能立竿见影,所以许多患者或家属往往寻求其他办法,尤其听信广告或他人的宣传,认为某某保健品或中药偏方能保护肝脏,并购买服用,甚至代替正规治疗。

正解与忠告

保健品和中药偏方,其化学成分、药理作用和治疗有效性都没有经过严格的评价,保护肝脏的说法没有科学依据。或许真有人服用后病情好转,也不能认为是该保健品或中药偏方的功效,因为部分患者的病情由于各种原因本身可以自己恢复,不经过严格的临床随机对照试验是不能判断其保肝作用的。目前,还没有任何一种保健品或中药偏方接受并通过临床随机对照试验的检验并证明具有明确的保肝作用。

保健品和中药偏方成分复杂,具有一定的毒副作用,目前已有不少因服用保健品或中药偏方导致肝损伤甚至肝衰竭的病例。此外,一些患者深信保健品或中药偏方能治疗自己的肝病而错过正规治疗的机会,以至贻误病情。

还有不少商家为了经济利益,进行虚假宣传、虚假广告,过分夸大保健品的功效,危害肝病患者。

98 得了肝病就不能喝茶喝咖啡

认知误区

茶和咖啡属于刺激性饮品,易致兴奋,所以很多人认为肝病患者不宜饮茶或咖啡。

正解与忠告

现代研究发现对于未得肝病的人群适量饮茶或咖啡可预防慢性肝病的发生,对于乙肝、丙肝和非酒精性脂肪肝等慢性肝病患者,适量饮茶或咖啡能减缓疾病进展,而且饮茶或咖啡能降低多种恶性肿瘤的发生,这其中也包括肝癌。动物实验和细胞实验也证明茶和咖啡中某些成分有抗氧化、抗炎、抗肝炎病毒和抗肿瘤的作用。当然,饮浓茶、浓咖啡过量是不建议的,因为会直接刺激胃黏膜,使人兴奋诱发心血管疾病。如有研究报道,过量饮用咖啡者的死亡风险要高于一般人群。所以,适量饮茶或咖啡对于肝病患者是有益的。

99 吸烟主要损伤肺,对肝脏没影响

❓认知误区

吸烟与肺部疾病有关,吸烟是肺癌的危险因素,但是不影响肝脏,患了肝病依然可以抽烟。

正解与忠告

吸烟不仅损害呼吸和心血管系统,还损害肝脏,加重各种慢性肝病的病情进展,甚至促进肝癌的发生。

香烟中含有4000多种有毒化学物质,这些物质直接或间接毒害肝脏,其产生的苯并芘、亚硝胺、放射性物质可增加肝癌的发生率。研究表明吸烟是非酒精性脂肪肝的危险因素,并且吸烟可促进代谢综合征的发生,加重非酒精性脂肪肝的进展和肝纤维化。酒精性肝病患者吸烟发生肝硬化的风险明显增加,且随着吸烟量的增加趋势更为明显。大量研究显示,吸烟也可加重病毒性肝炎的炎症和纤维化程度。因此,无论是从吸烟对呼吸和心血管系统的危害,还是从吸烟对肝脏的危害来讲,肝病患者都不应该吸烟。

100 得了肝病只要肝功化验正常,熬夜加班没问题

认知误区

许多肝病患者认为只要肝功能检测正常,就可以正常上班、加班,以至熬夜。

正解与忠告

现代社会很多人熬夜加班,但是熬夜最容易损害肝脏。睡眠过程中人体会进行自我修复,经常熬夜既导致睡眠不足,身体抵抗力下降,又会影响肝脏夜间的自我修复。美国睡眠协会专家柯林教授认为,"晚睡族"应尽量调整作息时间,最好每晚 11 点前入睡,保证每晚睡够 7~8 小时,以便让肝脏有效排毒,保证全身健康。实验证明人体在卧床与站立时肝脏中血流量有明显差别,卧床时出入肝脏的血比站立时至少多 40%。乙肝患者晚睡容易出现免疫耐受,使乙肝病毒不易清除。肝病患者虽然肝功检测正常,但其肝脏病因仍在,肝脏仍存在不同程度损害,如果不注意睡眠和休息,仍然保持肝脏高强度工作,势必影响其自身修复,加重已有肝病。

101 得了肝病什么活也不要干

认知误区

许多人认为得了肝病要多静养、多休息,这样才有利于肝病的恢复。

正解与忠告

久坐、体力活动少者易患非酒精性肝病,因为饮食消化吸收后能量消耗减少,转变为脂肪沉积于肝脏,形成脂肪肝。适当的

规范的体力活动已成为非酒精性脂肪肝治疗的重要手段之一。病毒性肝病患者在非活动期也有必要进行适量的体力活动,因为乙肝或丙肝患者常常合并胰岛素抵抗和糖代谢紊乱并促使疾病进展,适量的体力活动则有助于改善这一状况。另外,通过体力活动,人的心情会变得舒畅,生活质量得到提高。对于活动期肝病患者主张静养、休息,但是情况允许还应当进行适量的体力活动。研究表明即使是晚期肿瘤患者,进行适量的体力活动也能延长患者生命、改善生活质量。

102 得了肝病要多吃蔬菜

❓ 认知误区

蔬菜富含人体必需的多种维生素和矿物质,许多蔬菜还具有食疗的作用,能预防和治疗疾病,得了肝病应该多吃蔬菜。

📖 正解与忠告

蔬菜是人们日常饮食中重要的组成部分,人体所需的一些维生素和矿物质也主要来自于蔬菜。近几十年来,人们认识到蔬菜所含的膳食纤维是健康饮食不可缺少的成分,它有利于维持消化系统运转正常,加速肠道中有害物质的排泄,预防肠道肿瘤,同时膳食纤维也可预防心血管疾病、糖尿病等多种威胁现代人健康的疾病。肝病患者的消化功能一般较差,易缺乏维生素,毒素也易在肠道积累,多食用蔬菜补充维生素和膳食纤维是有益处的。但是,对于肝硬化食管胃底静脉曲的患者,纤维成分过多的蔬菜如韭菜、芹菜是绝对禁忌的。因为这类患者的食管或胃的静脉极其脆弱,纤维成分很容易将其划破,引起上消化道出血,甚至危及患者生命。临床上,很多肝硬化患者就是因为忽视这点而出现呕血或黑便。所以,一旦发现食管胃底静脉曲张,即存在上消化道出血的风险,纤维成分过多的蔬菜应列为禁忌。

103 得了肝病要多吃糖

？认知误区

肝脏是转化糖提供能量的器官,得了肝病全身糖供应不足,需要从食物中补充糖;同时肝脏受损也需要修复,这也需要能量补充;通过食物中糖的摄入,减少肝脏糖代谢负担,有利于肝脏恢复。

正解与忠告

肝病患者是建议低糖饮食的,原因如下:

(1)常见肝病如病毒性肝炎、脂肪肝和肝硬化,由于肝脏糖代谢紊乱易合并胰岛素抵抗和糖尿病,这类患者如果食物中糖过多会使血糖更高,加重高血糖对人体的损害;

(2)肝硬化时肝细胞破坏严重,食物中的糖不能有效转化为糖原或脂肪,若长期大量吃糖,就会并发肝性糖尿病。当肝病同时合并糖尿病时,其治疗效果不如单纯的肝病,病情进展也较单纯的肝病迅速。

104 得了乙肝就会影响结婚

？认知误区

许多人认为得了乙肝就不宜结婚,因为会把乙肝传染给对方。

正解与忠告

事实是,患有乙型肝炎(乙肝)者,仍然可以像其他正常人一样结婚。但是一定要选择"良辰吉日"也就是合适的时间。

怎么才能知道是不是合适的时间呢,首先要做的就是一定要在结婚前去肝病专科医生那儿看一看、查一查。看什么,看自己是急性乙型肝炎还是慢性乙型肝炎。如果是急性乙型肝炎,肝脏损害大都比较重但是大部分也都可以治好,所以应该暂缓结婚,先在医生那儿治疗好了再结婚。如果是慢性乙型肝炎,那就要查一查自己的乙肝"两对半"和乙肝病毒 DNA 及肝功,也查一查对方的乙肝"两对半",这不是多事儿,而是真正的对自己也对自己所爱的人负责任。检测结果如果患者 e 抗原阳性或者乙肝病毒DNA 数值很高,则提示病毒在体内复制的很活跃,结合肝脏功能的变化,由专科医生提出治疗方案及可能结婚的建议。如果自己的条件合适了,再看一看对方的检测结果,如果对方的乙肝表面抗体阳性(HBsAb 阳性,也就是常说的"第二项"阳性)时说明对方对乙肝病毒已有免疫力,不易感染乙肝病毒,婚期就可以如期举行了。如果对方乙肝病毒指标全是阴性,则说明容易被乙肝病毒侵袭。这个时候应该立即接种乙肝疫苗,相隔第一针 1 个月和6 个月以后再接种第二针和第三针乙肝疫苗,等体内产生足够的抗体后再结婚,因为只有这样结婚后感染乙型肝炎的机会才会是最小的。

105 得了丙肝就不宜结婚

? 认知误区

有人认为得了丙肝就不能结婚了,不仅会传染给对方而且因为没有好的阻断方法,将来生孩子也成问题,会将丙肝传给孩子。

正解与忠告

得了丙型肝炎(丙肝)是可以结婚的。丙型肝炎的传播和乙型肝炎类似,的确存在生活密切接触、性接触及母婴传播。一般来讲,正常家庭生活是不会传染丙肝的,只是夫妻生活时需要采取必要的措施。

丙型肝炎目前的临床治疗效果很好。在我国,干扰素联合利巴韦林的抗病毒治疗,很多患者都有治愈的可能,这样传染给下一代孩子的机会就非常小。

此外,我们要特别告诉大家的是丙型肝炎在生活中由于症状不明显、不易发现隐匿性强的特点,很少有人因为不适来医院就诊检查,所以提醒读者如果周围亲朋好友既往有输血史、拔牙史、外伤史、手术史、文身及打耳洞史者,查体很重要,应到专科检查丙肝抗体及病毒定量,这样就尽可能早的发现丙肝了。

106 患乙肝孕妇多数会将疾病传给孩子

❓ 认知误区

许多女性认为乙型肝炎是个遗传病,自己有,自己的妈妈有,如果自己生个孩子也一定会有乙肝。

正解与忠告

事实是有乙型肝炎的女性是可以生一个健康的孩子的。因为乙型肝炎为血液传播性疾病,而非遗传性疾病。平时被老百姓误解的"遗传"其实是指乙型肝炎的妈妈通过母婴垂直传播途径(主要是指通过胎盘、婴儿接触或吞入妈妈的血液、羊水等)将病毒传染给孩子。但随着医学科学的进步,只要乙型肝炎妈妈们选择合适的怀孕时间,孕期及分娩时采取合理的母婴阻断措施,是完全可能孕育一个健康的宝贝的。

由此可见选择合适的怀孕时间显得尤为重要,慢性乙型肝炎的女性,在计划怀孕前,最好由感染科或者肝病科专科医生评估一下患者的身体状况,在医生的建议下怀孕应该是比较安全的。医生会充分评估怀孕及母婴传播的风险,提出一些具体的治疗干预措施,如孕晚期给予抗病毒干预(替比夫定、替诺福韦等),这样才能最大限度的保证孕妇母子的安全以及母婴乙肝的阻断。

现在需要采取的母婴阻断措施是指在婴儿出生后应尽早的、最好在出生后 12 小时内给宝宝在不同部位注射乙肝免疫球蛋白及乙肝疫苗,接种乙肝疫苗按照 0、1、6 方案接种,即出生时、间隔 1 个月和 6 个月分别接种乙型肝炎疫苗。目前统计这样干预预防可以使母婴阻断成功率达 90％～95％。

107 患有乙肝的男性结婚后生的孩子也会有乙肝

认知误区

许多人认为如果男性有乙肝,结婚后生的孩子也会有乙肝。

正解与忠告

患有乙型肝炎(乙肝)的男性结婚后生的孩子不一定都会有乙型肝炎。乙型肝炎存在父婴传播。一般来讲,父婴传染是发生在孩子出生以后,由于婴儿对乙肝病毒缺乏免疫力,在与乙肝患者父亲接触的过程中而被感染的。现有的研究表明乙型肝炎的父婴传播的概率是非常小的,而且这种对疾病的传染是可以采取措施预防的。

预防措施是指,在婴儿出生后按照医生的指导,正规疗程的注射疫苗非常重要。如果婴儿父亲患有乙型肝炎,在孩子出生后应尽早(12 小时内)给婴儿不同部位注射乙肝免疫球蛋白及接种乙肝疫苗,间隔 1 个月和 6 个月分别接种第 2 针和第 3 针乙型肝炎疫苗;对于乙型肝炎"小三阳"的爸爸在孩子出生时只需按计划免疫进行常规乙肝疫苗接种即可。只要采取了正确的防范措施,父婴传播也是可以预防的。

需要注意的是,患乙肝的父亲在有了孩子后,需要注意自己皮肤破损的地方,如刮胡须的外伤等要合理处置后方可接触孩子,从而降低把乙肝病毒传染给孩子的可能性。

108 乙肝患者只要肝功能正常就可以正常怀孕

？认知误区

多数乙肝患者认为，只要肝功能正常就可以怀孕，乙肝病毒载量的高低对怀孕没有影响。

正解与忠告

从优生优育来讲，对于乙肝孕妇不是只要肝功能正常就可以正常怀孕。因为孕妇乙肝病毒载量的高低对怀孕有重要的影响。如果病毒载量特别的高（HBV－DNA＞10^7 copies/ml），发生母婴传播的几率就会增加，也就是说孩子获得乙型肝炎的风险就会增加。此外，孕妇在孕期发生肝脏功能损伤的可能也增大；基于此，对于患乙肝的女性，不是单单的肝功能正常就可以怀孕，选择合适的怀孕时机显得非常重要。建议一定要在专科医师指导下生育。

一般情况下，如果肝功能是正常的，病毒载量不是特别高（HBV－DNA 小于 10^7 copies/ml），结合血常规、腹部影像学检查（B超和/或 CT）、甲胎蛋白，必要的时候结合肝组织活检的结果，慢性乙型肝炎轻度由医生充分评估怀孕及母婴传播风险后，是可以考虑怀孕的。生孩子后进行免疫球蛋白联合乙肝疫苗（0、1、6个月三针）的常规免疫预防措施，一般可以做到阻断乙肝病毒的母婴传播。

如果肝功能是正常的，行血常规、腹部影像学检查、甲胎蛋白及（或）肝组织活检结果为慢性乙型肝炎轻度，但是病毒载量高（HBV－DNA 大于 10^7 copies/ml）时，则可考虑在怀孕后期，即孕27周及产后1周口服抗病毒药物（如拉米夫定，替比夫定，替诺福韦）等，具体服用药物按感染科或肝病科医生指导。

如果肝功能是正常的，但是行血常规、腹部影像学检查、甲胎蛋白等相关检查结果(必要时结合肝组织活检的结果),医生评估病情为"肝硬化"阶段,原则上不建议先怀孕,应该在专科医生的指导下先行治疗,再进行全面孕期风险评估方可怀孕。

109 乙肝病毒定量(HBV - DNA)不高就不用检查治疗,可以正常怀孕

❓ 认知误区

许多人认为只要检测机体乙肝病毒定量不高,就说明自己的病毒不会传染给宝宝,这样怀孕就很安全,怀孕期间就不用再反复去医院检查了。

正解与忠告

对于每个家庭、每个人来说,怀孕、生子都是重要的人生阶段,人人都希望"母子平安"才是好。对于患乙肝孕妇定期复查很重要。

在临床上,我们经常可以发现,患有乙肝的孕妇会出现糖代谢、脂肪代谢、激素水平等等的变化导致原有的肝病加重;也有可能出现重叠其他病毒感染的情况发生而导致肝功能严重受损甚至出现危及生命的情况;同样也会出现孕妇免疫力降低,导致对病毒、细菌的抵抗力降低,促使体内原有的、潜在的病毒活化,从而引起肝功能不全。这些不好的表现只有通过定期的复查才能及早的发现和治疗。孕初期检测乙肝病毒定量不高,不代表整个孕期病毒定量的水平都是正常的,也不代表整个孕期肝功能水平、血糖、血脂及激素水平都是正常的。因此,乙肝孕妇应该按照肝病科或感染科医生指导下,定期到医院进行肝功能、血糖、血脂、病毒定量等相关指标的监测,以保证整个孕期的安全及生产的顺利。

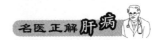
110 乙肝患者孕期只需要到妇产科检查

?认知误区

很多人认为,妊娠对患乙肝孕妇没有太大的影响,怀孕期间只需要定期到妇产科检查即可。

正解与忠告

患乙肝孕妇不仅应该定期到妇产科监测胎儿的情况同时需要定期到感染科或肝病专科监测自身的相关指标。对很多女性来说怀胎十月是孕育幸福的日子,可对于乙肝孕妇来说,可能要多一份心里的压力和担心,甚至可以说有可能要冒着"生命的危险",因为怀孕以后体内会发生很大变化,体内的营养不仅要满足自身的需要,还要提供胎儿的发育所需,很可能会导致孕妇自身所需能量不足,肝脏得到的营养减少,肝脏负担加重,抵抗外来病毒及有害因子的能力下降。因此,乙肝孕妇在怀孕期可能会遇到很多危险。比如常见的不利因素有:

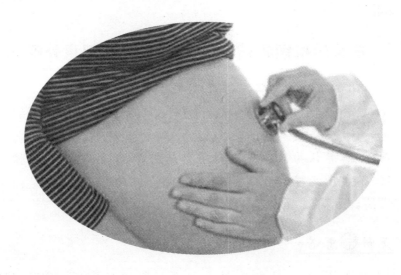

（1）首先肝脏的负担就会加重，得到的营养明显较未怀孕时减少，一些物质的生成减少如白蛋白的合成减少会直接影响肝细胞的修复，甚至加速肝细胞的坏死，引发重型肝炎。

（2）怀孕期间血糖调节异常，出现妊娠期糖尿病，这同样会使肝病加重。

（3）怀孕期间在脂肪代谢和激素代谢上均发生不同的变化再加上肝脏的合成能力减低，因此极易发生黄疸和腹水症状使病情加重。

（4）体内胆固醇和甘油三酯的含量增加极易出现妊娠脂肪肝的发生，导致怀孕晚期对孕妇及腹中的宝宝都有极大的危害。

（5）免疫力降低，导致对病毒、细菌的抵抗力降低，这不仅会使体内原有的、潜在的病毒活化，增加感染的机会，而且少数人会出现重叠甲型肝炎或戊型肝炎的情况，如果出现重叠其他肝炎不仅会加重原有的病情且会使重型肝炎的发生甚至死亡的风险增高。

因此孕期不仅要监测胎儿的变化，也需要监测自身肝功能、病毒定量、血糖、血脂等指标的变化，若出现病情加重的情况，应立即到感染科或肝病科接受诊治，平时需要多咨询妇产科医生和肝病科医生，两个科室查体检查咨询都很重要，只有这样才能平安度过妊娠期。

111 在服用抗病毒药或注射干扰素期间意外怀孕，必须立即终止妊娠

认知误区

许多患者认为只要是在抗病毒治疗期间，出现怀孕的情况都有可能造成胎儿畸形。因此无论口服的抗病毒药物，还是注射的针剂，治疗期间只要怀孕，必须终止妊娠。

正解与忠告

不得不说的是，这的确是个复杂且棘手的问题，需要视情况

而定。

先谈谈乙型肝炎，我们从以下几个阶段帮您一一分析：

若孕妇为慢性肝炎轻度或中度阶段，口服的抗病毒药物为拉米夫定、替比夫定或替诺福韦中间的一种，大量的临床试验结果证实，这些药物对胎儿的正常生长发育影响很小，科学家发现与无肝病基础的正常孕妇相比服用这些抗病毒药物未增加胎儿畸形的发生率，但是需要注意的是必须要找肝病科或感染科医生就诊咨询，充分了解可能出现的风险以及结合自身情况权衡利弊后决定可否继续妊娠。

若孕妇虽为慢性肝炎轻度或中度阶段，但是口服的抗病毒药物为阿德福韦酯、恩替卡韦等对妊娠有一定影响的抗病毒药物，应在肝病科或感染科医生的指导下，充分了解可能出现的风险后换用为拉米夫定、替比夫定或替诺福韦中间的一种后继续妊娠，期间需定期到医生那里监测病情变化。

若孕妇虽为慢性肝炎轻度或中度阶段，使用干扰素抗病毒治疗期间出现意外妊娠的情况，考虑到干扰素的妊娠毒性，一般建议终止妊娠。

若孕妇为"肝硬化代偿期"，若怀孕时转氨酶和病毒定量都是正常的，调整抗病毒药物为拉米夫定、替比夫定或替诺福韦中间的一种可继续抗病毒治疗，但需在肝病科或感染科医生指导下，严密观察病情变化，防止肝衰竭的发生。

若孕妇为"肝硬化失代偿期"，一般来说应该考虑停止妊娠。若孕妇坚持要求继续妊娠，如果转氨酶和病毒定量都是正常的，可以按照"肝硬化代偿期"阶段在医生指导下调整抗病毒药物为对胎儿影响小的，继续抗病毒和妊娠，但一定要注意妊娠期间及分娩时出现肝功能损害加重甚至肝衰竭的风险是极大的，应在肝病科或感染科医生及妇产科医生严密指导观察下完成妊娠。

若孕妇为"重型肝炎"，无论为急性、亚急性还是慢性，我们不得不遗憾的告诉你，建议你终止妊娠。因为无论是对孕妇还是胎儿而言都面临非常大的生命风险。

再谈一谈患有丙型肝炎的女性,如果干扰素联合利巴韦林抗病毒治疗期间出现意外妊娠,因为干扰素及利巴韦林均有妊娠毒性,对胎儿的生长发育极为不利,这个时候就需要终止妊娠。

112 有慢性乙/丙肝的妈妈不能和新生宝宝共处一室

❓ 认知误区

有慢性乙/丙肝的妈妈会在和新生宝宝接触中把病毒传染给宝宝,所以乙肝妈妈和宝宝不能同床、同室。

正解与忠告

采取合理的措施,慢性乙型肝炎及慢性丙型肝炎的母亲是可以和新生宝宝共处一室的。

乙型/丙型肝炎病毒主要在血液、体液中含量较高,可通过破损的皮肤或黏膜侵入机体而被感染,所以乙型肝炎或丙型肝炎母亲的血液、唾液不要直接接触新生宝宝。其他正常的接触,如拥抱,亲吻脸、头、脚等都是可以的。就算接触到体液,传染上的几率也是极低的。对于所有的新生儿而言,进行任何有损皮肤黏膜的操作前,都是必须充分清洗、消毒后再进行的。建议只要细心,不要为此太过紧张。

113 肝脏疾病合并神经精神疾病治疗时应该"各管各的"

❓ 认知误区

肝脏疾病合并神经精神疾病治疗时应该"各管各的",两个是完全独立的疾病,没有什么关系。

正解与忠告

该问题包含两个方面,其一神经精神疾病如抑郁症、癫痫等疾病时,需要应用相应的药物控制病情,而且疗程较长或长期维持,该类药物多数对肝功能有一定损害,治疗前应综合评估,治疗过程中应定期复查肝功,必要时选择适当的保肝治疗。其二是如果肝病患者为慢性乙型肝炎或丙型肝炎且需要抗病毒治疗,尤其是对于丙型肝炎需要使用干扰素抗病毒治疗,在治疗前均应详细评估其精神状况以及是否有精神病史等,是否适合使用干扰素,且在治疗过程中应密切观察,必要时暂停干扰素治疗,对于慢性乙型肝炎来说应尽可能选用核苷类药物以避免干扰素对神经精神疾病的影响。

114 慢性肝病治疗时可以不考虑甲状腺疾病

认知误区

有部分人认为慢性肝脏疾病合并甲状腺疾病时可以"各管各的",两个是完全独立的疾病,没有什么关系。

正解与忠告

甲状腺疾病包括甲状腺功能亢进和甲状腺功能低下、亚急性甲状腺炎等情况,前者本身可引起肝功能损害甚至肝功能衰竭,所以在慢性肝病合并甲亢时,必要的控制甲亢治疗是肝病治疗同时所必需的治疗方法。在 HBV 和 HCV 感染所致的病毒性肝炎抗病毒治疗时,无论是甲亢、甲低应用干扰素治疗前都应该进行必要的评估,治疗过程中也应密切的观察甲状腺功能的变化,适时调整,在 HBV 感染时应多考虑应用核苷类药物。

115 肝病与结核病之间没什么关系

认知误区

很多人认为肝脏疾病的发生与结核病没有什么关系,是不同系统的各不相关的疾病。

正解与忠告

绝大部分抗结核药物对肝功能都有明确的损害,尤其是联合应用时更明显,所以当结核病处于感染活动期,必需要治疗时,应充分考虑肝功能损害情况选择副作用较小的抗结核药物三联以下治疗,治疗过程中应同时保肝治疗,密切观察肝功能变化,适时调整治疗方案;对于结核感染相对较轻,肝病处于明显活动状态的患者,可先行保肝治疗,待肝功能改善后再行抗结核治疗,抗结核用药原则仍应以低毒性三联以下联合为主,观察肝功能变化情况。

116 慢性肝病与糖尿病之间并不相关

认知误区

很多人认为慢性肝脏疾病与糖尿病之间没有什么关系。

正解与忠告

肝脏功能与糖代谢是密切相关,相互影响的,因此慢性肝脏疾病与糖尿病之间是有关系的。

肝脏是调节血糖的重要器官,所以当肝功出现损害时可导致"肝源性糖尿病"的发生,或原有糖尿病加重,血糖难以控制。糖尿病的治疗包括口服降糖药物和注射胰岛素治疗,口服降糖药物多数对肝功能有明显损害,早期和轻型糖尿病可选择口服药物治疗,定期查肝功能;血糖升高明显的糖尿病患者应以选择注射胰岛素为好,胰岛素对此类患者具有血糖控制效果好,肝功能无明显影响的优势。对于 HBV、HCV 感染的病毒性肝炎,在抗病毒时应综合评估干扰素对糖尿病的可能影响,治疗过程中应注意监测血糖,HBV 感染时可选择核苷类药物。

117 慢性肝病与肾脏疾病之间没什么关系

认知误区

有人认为,慢性肝脏疾病与肾脏疾病之间互不相干,治疗时也不需要多加考虑,在不同的科室进行各自系统疾病的治疗。

正解与忠告

该部分内容主要涉及 HBV 感染或 HCV 感染,肾脏疾病包括慢性肾炎和肾病,它们均可能源于 HBV 和 HCV 相关性肾脏损害或其他内科因素,无论哪种情况,当肾脏疾病需要应用皮质激素或免疫抑制剂治疗时,均应同时应用抗病毒药物,即使 HBV – DNA 不可检测;其原因主要为防止因病毒快速复制所造成的肝功损害,同时抗病毒治疗对于 HBV 或 HCV 相关性损害本身也是治疗的必要组成部分。另外要提到的是免疫抑制剂本身可导致不同程度的肝功能损害,应用过程中应关注肝功能变化。此外,肝病终末期同样会导致肾功损害造成肝肾综合征的发生,甚至慢性肾功能衰竭。

118 慢性肝病合并各种肿瘤的治疗应优先考虑 "肿瘤",肝病可以暂时不用管

认知误区

很多人认为,慢性肝脏疾病合并肿瘤时,当然应该先治"肿

瘤"，慢性肝病可以以后慢慢再治疗。

正解与忠告

恶性肿瘤治疗中，化学药物是重要的治疗方法之一。各种化疗药物均具有较明显的肝脏毒性作用，当化疗成为患者抗肿瘤不可缺少的治疗时，应结合肝功情况选择用药并适当保肝治疗，密切观察肝功能变化。当肿瘤患者需要应用化疗、放疗、皮质激素、免疫抑制剂时对于 HBV 或 HCV 感染者均应适时加用抗病毒治疗。

119 慢性 HBV 感染与神经—肌肉疾病之间毫不相干

认知误区

很多人认为，肝脏疾病与神经—肌肉疾病之间完全是两个独立系统，毫不相干

正解与忠告

慢性 HBV 感染合并神经—肌肉疾病的患者比较少见，但在慢性乙型肝炎需用核苷类药物治疗时，应当关注，必要时了解家族病史，因为核苷类药物在部分患者可导致肌酶升高，重者可出现肌肉酸痛，个别情况下有可能出现横纹肌溶解，所以在治疗过程中应询问相关症状，必要时检查肌酶。

后　记

你会看病吗？

我相信多数人觉得这个问题有点可笑，怎么我连看病都不会了，问题是不是有点太简单了。其实不然，这可真是个大问题啊！

事实上，每每当我们上完门诊，总是感觉特别累，原因两方面：一是患者人数多，在大医院很多医生的挂号人数饱满，医生的负荷量确实很大；其二，还有一个大家都没有想到的、但医生之间总在谈论的话题，就是患者不会看病。我说说下面几点你看看自己是否也存在？是否都做得很好？

1. 看病前的准备：① 饮食状况：几乎所有疾病如肝病患者一般要求提前一天要清淡饮食，当天空腹。因为前一日的饮食及早餐的饮食会影响到很多化验结果，如血脂、血糖，肝功能等；② 以前看病资料，包括以前其他医院医生的门诊病历、各种化验检查报告单，CT、核磁片子等，这些对本次看病意义重大，因为医生可根据你以前的就诊记录可作出初步的判断，可能会省去不少的检查费用，而事实上多数患者来看病什么都不带。③ 医院的选择、医生的选择，这些也很重要。举个例子，就是好像外出就餐，选择餐馆很重要，上学要选择名校一样。有品牌好名声的餐馆吃着放心。著名高校，有名气的大师可以教出好学生一样。现在网络给大家提供了很好的资源。

2. 看病时的准备：在大医院因为就诊人数多，很多患者挂号排队、化验检查排队、缴费排队，看病排队，等到了医生面前也不知该说些什么，往往三五分钟就结束了，因为后面排队的人太多，自己又不好多问，当看病结束，留给自己一大堆疑虑，这怎么能有好的效果呢？其实如果你做好准备，虽然时间短同样会收到良好的效果。

那要做些什么准备呢？

① 前期准备好的病历资料的出示；② 语言的准备，这一条很重要。作为患者其实要解决三个问题：1)你是什么病？2)病到什么程度？3)经过治疗后效果怎样？而作为门诊医生接诊每一位患者也要搞清三个问题：1)诊断是什么？2)病情的严重程度？3)门诊治疗是否可以，需要住院治疗吗？你们看，其实我们医患所关心的问题其核心意思是一样的。要做到这三点，患者本人病情的叙述最重要了。假如是一个急性肝炎患者，应该告诉自己患病的时间，起初的感觉，不舒服程度的演变，现在的感觉、饮食、大小便睡眠情况。如：我乏困不想吃饭 2 周了，最开始"感冒"了 2 天，用点感冒药好了一些，但还是觉得越来越困，这一周来越来越不想吃饭，尿也黄了。如果这样叙述医生结合化验检查就很容易做出初步诊断，并预判你的病情严重程度以及是否需要住院治疗。然而在门诊并不是这样，很多患者谈亲戚谈朋友，谈家里情况及友人的评论，为什么要用这个药不用那个药？药物的作用机理是什么？是不是你绝对能够治好？很多话语完全不着边际，令医生摸不着头绪，有些问非所答，真的啼笑皆非、哭笑不得。医生看到后面很多患者焦急的等待，只能打断该患者的陈述，进行问询。这样有时偶尔就可能漏掉一些发病线索，从而造成误诊甚至漏诊。③ 必要证件及费用的准备，有些患者病情严重需要住院治疗，但相当一部分患者往往没有任何准备，对于慢性病还可以，但对于急性病、危重病如急性肝功能衰竭等住院治疗是不允许一分一秒的耽搁的。

看病后注意事项：① 医生书写的病历一定要带好，很多患者就诊结束就把门诊病历随手丢了。如果你是一个慢性病患者如肝病患者，这个病历真的太重要了，当你下一次就诊时拿到既往病历，医生大概了解了你以往的就诊情况，如以前的发病特点、化验结果、用药。所以这次问诊及检查就会简单很多,也许还可以省掉大笔化验检查费用,尤其有些抗病毒药如核苷类药是不可随意停药的。现在你明白了,其实病历不仅是作为患者重要的就诊记录,还是医生对病情观察及用药疗效分析等极为重要的凭证。事实上在我们肝病门诊能够很好保存门诊病历的患者不到20%,真的是太少了。② 用药的剂量及时间,这些一般患者都做得不错,问题是患慢性病的人对医生告知的复查时间很多人认为不重要,疏忽了或忘记了,其实按照医生吩咐的时间来院复查对治疗效果评估也很重要,也许会影响到你以后的治疗方案。

现在是不是不觉得这个问题没意思了吧,其实我只是谈论其中最重要的一点。还有很多问题没有涉及,例如,如何挂号,挂哪个科室的号,等等,但不管有多少问题,平日对医学基本常识的积累很重要。我们都知道没有人是不生病的,只有养成良好的卫生生活习惯,掌握了一些医学常识,生病时就不会手忙脚乱,错过有利治疗时机。望大家不要生病,万一生了病会看病,看好病,珍爱生命、精彩生活!

党双锁

2014 年 8 月